ÉTUDES

CHIMIQUES, PHYSIOLOGIQUES ET CLINIQUES

SUR L'EMPLOI THÉRAPEUTIQUE

DU

CHLORATE DE POTASSE

SPÉCIALEMENT

DANS LES AFFECTIONS DIPHTHÉRITIQUES

Par E. ISAMBERT

Docteur en médecine, interne (médaille de bronze) des hôpitaux de Paris
Lauréat de la Faculté de médecine de Paris (médaille d'argent de l'École pratique, 1855),
médaille de bronze du gouvernement (choléra 1851),
membre de la Société anatomique.

*Chymia, egregia ancilla medicinæ,
non alia pejor domina.* (Linné, *Traité
du scorbut.*)

PARIS,

GERMER BAILLIÈRE, LIBRAIRE-ÉDITEUR,
17, RUE DE L'ÉCOLE-DE-MÉDECINE.

Londres et New-York, H. BAILLIÈRE.   Madrid, Ch. BAILLY-BAILLIÈRE.

1856.

ÉTUDES

CHIMIQUES, PHYSIOLOGIQUES ET CLINIQUES

SUR L'EMPLOI THÉRAPEUTIQUE

DU

CHLORATE DE POTASSE

SPÉCIALEMENT

DANS LES AFFECTIONS DIPHTHÉRITIQUES

Paris. — Imprimerie de L. MARTINET, rue Mignon, 2.

ÉTUDES

CHIMIQUES, PHYSIOLOGIQUES ET CLINIQUES

SUR L'EMPLOI THÉRAPEUTIQUE

DE

CHLORATE DE POTASSE

SPÉCIALEMENT

DANS LES AFFECTIONS DIPHTHÉRITIQUES

Par E. ISAMBERT

Docteur en médecine, interne (médaille de bronze) des hôpitaux de Paris
Lauréat de la Faculté de médecine de Paris (médaille d'argent de l'École pratique, 1855),
médaille de bronze du gouvernement (choléra 1854),
membre de la Société anatomique.

> Chymia, egregia ancilla medicinæ,
> non alia pejor domina. (Lind, *Traité
> du scorbut.*)

PARIS,

GERMER BAILLIÈRE, LIBRAIRE-ÉDITEUR,

17, RUE DE L'ÉCOLE-DE-MÉDECINE.

Londres et New-York, H. BAILLÈRE. | Madrid, Ch. BAILLY-BAILLÈRE.

1856.

ÉTUDES

CHIMIQUES, PHYSIOLOGIQUES ET CLINIQUES,

SUR L'EMPLOI THÉRAPEUTIQUE

DU

CHLORATE DE POTASSE.

HISTORIQUE.

L'attention des médecins français a été rappelée depuis un an sur un médicament presque tombé dans l'oubli ; je veux parler du chlorate de potasse. Ce sel fut découvert en 1786 par Berthollet (1), qui le nomma *muriate suroxygéné de potasse*, et décrivit bien ses caractères physiques, sa décomposition par la chaleur, ses propriétés détonantes, et reconnut en lui l'existence d'un acide suroxygéné, qui ne fut isolé que plus tard par Gay-Lussac. Le chlorate de potasse ne fut, pendant plusieurs années, employé que pour des usages purement chimiques ; on sait que pendant les guerres de la Révolution il fut proposé pour suppléer, dans la fabrication de la poudre, le salpêtre qui manquait à la France. Ce fut vers 1796 que ce sel entra dans la thérapeutique, sous l'empire d'une théorie sur l'action des acides et des oxydes sur le corps humain, dont Fourcroy était le promoteur (2). Les découvertes éclatantes de la chimie à

(1) *Journal de physique*, t. XXXIII, p. 247.
(2) Sprengel. *Histoire de la médecine*, traduite par Jourdan, t. VI, p. 423.

1

cette époque, les travaux immortels de Lavoisier sur l'oxygène et sur la respiration des animaux, avaient frappé vivement tous les savants, et les théories physiologiques et thérapeutiques devaient se ressentir de cette impression universelle. Fourcroy pensa que les oxydes et les acides très oxygénés subissent dans l'économie une véritable décomposition, et qu'ils cèdent leur oxygène aux tissus animaux. On songea naturellement aux acides qui étaient à la fois le plus oxygénés et le plus facilement décomposables, tels que l'acide nitrique, l'acide muriatique oxygéné (le chlore), et enfin le muriate suroxygéné de potasse, qui, comme on le sait, perd tout son oxygène par la chaleur, et sert à préparer ce gaz dans les laboratoires. Selon Swediaur (1), ce fut W. Scott, à Bombay, dans les Indes, qui le premier, en 1793, employa l'acide nitrique contre les maladies du foie et contre la syphilis. Ses observations furent publiées à Édimbourg en 1797, et après lui Wittman, John Rollo, et Cruickshank en Angleterre, P.-P. Alyon en France, essayèrent à la même époque les remèdes oxygénés, et notamment le *muriate suroxygéné de potasse*, contre la syphilis. Swediaur nous donne (*loc. cit.*) le récit des expériences qui furent tentées, en Angleterre, par J. Rollo et Cruickshank (2), et de celles auxquelles donna lieu en France le travail d'Alyon, lu à la même époque à la Société de médecine de Paris. Ces dernières furent faites à l'hôpital de perfectionnement de l'École de médecine de Paris, par Alyon lui-même, sous la surveillance d'une commission composée de Fourcroy, Hallé, Mahon, Petit-Radel, Thouret et Swediaur. Les acides oxygénés, le muriate suroxygéné de potasse, furent employés à l'intérieur et à l'extérieur, et Swediaur, qui rapporte ces expériences et d'autres faits qui lui sont propres, conclut que les remèdes oxygénés n'ont qu'une efficacité douteuse contre la syphilis, et ne répondent

(1) *Traité complet des maladies syphilitiques*, 7ᵉ édit., t. II, p. 201. Paris, 1817.
(2) Consignées dans un ouvrage sur le *Diabetes mellitus*, par le docteur Rollo, 2 vol. in-8. Londres, 1797.

pas aux succès qu'avaient annoncés les médecins pratiquant dans les pays chauds ; cependant il les croit utiles dans les états asthéniques, et notamment le scorbut.

Ce furent ces mêmes idées sur les propriétés oxydantes du chlorate de potasse qui portèrent J. Rollo et Thomas Garnett, de Glascow, à employer ce sel contre le scorbut et la fièvre nerveuse (le typhus). Ce dernier auteur (1) va jusqu'à calculer la quantité d'oxygène qu'un poids donné de chlorate peut fournir à l'économie. Singulière théorie que celle qui faisait attribuer tant d'importance à l'action de quelques centimètres cubes que pouvait fournir à l'économie le chlorate de potasse employé à la dose de 50 centigrammes, alors que ce gaz pénètre à tout instant dans nos organes en quantité bien plus considérable par les voies respiratoires !

Robert Thomas de Salisbury (2) le signale comme un puissant antiseptique, et le propose contre le typhus et l'angine maligne.

En Allemagne, Herber (3) en 1813, J. Schaeffer (4) en 1814, et Meyer (5) en 1815, le préconisent contre la névralgie faciale, et le docteur Marc (1818) confirme ces résultats (6), et l'emploie contre la chorée.

Odier, de Genève (7), l'applique avec succès au traitement de l'ictère spasmodique et même symptomatique.

Jusqu'alors le chlorate de potasse, regardé comme un excitant très énergique, est donné à très faibles doses ; on

(1) *Bulletin des sciences médicales*, publié par la Société médicale d'émulation de Paris, t. II, p. 127. « On sait qu'on peut obtenir environ 75 pouces cubes de gaz oxygène de 100 grains de muriate suroxygéné de potasse, etc. »

(2) *Médecine pratique*, trad. par B. Cloquet, t. I, p. 107 et 229. Paris, 1818.

(3) Hufeland's *Journal der practischen Arzneikunde*, t. XVI, 6° partie, p. 94 et 101.

(4) *Ibidem*, t. XLIII, 4° partie, p. 20 : *Maladies épidémiques et sporadiques, observées à Ratisbonne en 1814.*

(5) *Ibidem*, t. LVII, 1re partie, et *Bulletin des sciences médicales* de Férussac t. I, p. 364.

(6) *Bibliothèque médicale*, t. LIX, p. 105, note. Paris, 1818.

(7) Odier (Louis), *Manuel de médecine pratique* (1801 à 1804), 3° édit., p. 303, 1821.

dépasse rarement 1 gramme ou 2 par jour, et en 1818 Duchâteau (cité par Mérat et de Lens) va jusqu'à lui attribuer un accès de convulsions avec délire survenu chez une malade à laquelle il l'administrait, et qui en avait pris 18 grains en trois fois.

Hector Chaussier (1) étudie mieux le chlorate de potasse ; il expérimente sur lui-même, et reconnaît que ce sel peut être pris sans inconvénient à dose plus forte. Il préconise le chlorate de potasse à l'intérieur, comme le meilleur des vulnéraires dans les cas de coups violents, chutes et contusions, résultats confirmés par de nombreuses observations de M. Bertrand, de Pont-du-Château (2). MM. Mérat et de Lens (3) confirment les idées de Chaussier sur l'innocuité de ce médicament, et rapportent quelques faits qui leur sont propres.

On peut s'étonner de voir précisément, à partir de cette époque, où le chlorate de potasse est mieux étudié, ce médicament tomber peu à peu en désuétude, au point de disparaître presque complétement de nos traités classiques de thérapeutique et de pharmacologie. MM. Trousseau et Pidoux n'en faisaient pas même mention dans leur traité de thérapeutique (4). M. Bouchardat écrivait en 1839, dans ses *Éléments de matière médicale* : « Faut-il mentionner le chlorate de potasse, que le Codex a conservé, et qui n'est plus employé aujourd'hui qu'à faire des allumettes ? » Depuis, cet auteur est revenu, sur le compte de ce médicament, à des idées plus favorables ; mais sa dernière édition (5) ne contient que quelques lignes à ce sujet. M. Soubeiran (6) n'est pas beaucoup plus explicite à cet égard. Le Codex de 1839 n'en dit aussi que quelques mots.

(1) H. Chaussier, *Contre-poisons, ou moyens reconnus les plus efficaces*, etc., p. 153 et 177. Paris, 1819.

(2) *Journal général de médecine*, octobre 1827.

(3) *Dictionnaire universel de matière médic. et de thérap.*, t. V, p. 474; 1833.

(4) Ils ont réparé cette omission dans leur édition de 1855.

(5) Bouchardat, *Manuel de mat. méd., de thérap. et de pharm.*, t. I, p. 584; 1856.

(6) *Traité de pharmacie théorique et pratique*, t. I, p. 322.

En Angleterre, le chlorate de potasse n'était pas tombé dans un oubli aussi complet. En 1847, M. Hunt rappelle l'attention sur ce sel, et l'emploi contre la gangrène de la bouche chez les enfants (1); West l'emploie contre la stomatite ulcéreuse (2), et le docteur Henoch, en Allemagne, publie en 1850 trois cas analogues (3). M. Sayle l'emploie à l'intérieur contre les ulcères phagédéniques (4), il croit encore à la désoxydation de ce sel dans l'économie. M. Tedeschi l'emploie en lotions externes contre un ulcère cancéreux (5). En 1853, M. Babington l'emploie, comme Hunt, dans une épidémie de gangrène de la bouche (6). Enfin M. Simpson l'a, dit-on, employé il y a quelques années, dans les cas d'hémorrhagie placentaire, dans les derniers temps de la grossesse, *pour fournir de l'oxygène au fœtus.*

Bien que la plupart de ces travaux eussent été traduits ou analysés dans nos recueils périodiques, bien que la formule de Hunt eût été inscrite dans les ouvrages de M. Soubeïran et de M. Bouchardat, peu de médecins français songeaient à employer le chlorate de potasse. Il n'en était pas de même à Genève; les leçons d'Odier y avaient fait maintenir l'usage du chlorate de potasse dans l'ictère, et il y a quatre ans, M. le docteur Chanal (cité par M. Herpin) lisait à la Société médicale de Genève un mémoire sur l'emploi du chlorate de potasse dans certaines stomatites. C'est peut-être à ce voisinage, ou à certaines analogies chimiques, que M. Socquet, de Lyon, prit l'idée d'essayer en 1854 le chlorate de potasse dans le rhumatisme articulaire aigu (7), à la dose énorme de 15 à 30 grammes par jour.

---

(1) *Medico chirurg. Transactions,* 2ᵉ série, vol. VIII; traduit dans la *Revue médico-chirurg.* de Paris, t. I, p. 4; 1847.

(2) West, *Lectures on the diseases of infancy and childhood,* p. 355.

(3) *Deutsche Klinik,* 1850, nᵒ 3, et *Revue médico-chir.* de Paris, t. IX, p. 232; 1851.

(4) *Medical Times,* 1849, et *Revue médico-chir.* de Paris, t. VI, p. 303.

(5) *Annali universali di medicina,* et *Revue méd.-chir.* de Paris, t. I, p. 239. 1845.

(6) *Dublin Journal of med.,* février 1853, et *Bullet. gén. de thérap.,* t. XLIV, p. 327.

(7) *Gaz. médic. de Lyon,* juillet, 1854, et *Bull. gén. de thér.,* t. XLVII, p. 355.

Enfin c'est en 1855 que MM. Herpin, de Genève, et Blache appelèrent l'attention des praticiens français sur l'utilité du chlorate de potasse dans la stomatite mercurielle (1). M. Blache étendit bientôt son expérimentation aux autres espèces de stomatite, et obtint des succès remarquables dans la stomatite ulcéro-membraneuse (2), résultats complétement confirmés par les faits de M. Barthez (3), par ceux de M. Bergeron (4), qui observait dans les hôpitaux militaires, et par une observation de M. Aquilla Smith, de Dublin (5). En même temps, M. Demarquay (6) publiait de nouveaux succès de ce médicament dans la stomatite mercurielle, et M. Gustin, interne en pharmacie, attaché au service nosocomial de ce chirurgien, faisait connaître le résultat de quelques expériences physiologiques tentées pour reconnaître l'action du médicament, et annonçait le premier que le chlorate de potasse s'élimine en nature par les urines. Enfin M. Moore entretenait la Société médico-chirurgicale de Londres (7) de nouveaux succès obtenus par l'application topique du chlorate de potasse contre les ulcères cancéreux, les ulcères indolents et phagédéniques, etc.

Dans le courant de l'année dernière, je me suis moi-même occupé, dans le service de M. Blache, d'étudier l'action du chlorate de potasse dans la stomatite ulcéro-membraneuse, dans l'angine couenneuse et dans le croup; en même temps, j'ai cherché, par d'assez nombreuses expériences faites sur moi-même, à me rendre compte de l'action physiologique du médicament. Ce sont les résultats de ces recherches, continuées jusqu'à ce jour, qui font le sujet de ce travail.

(1) *Bulletin de thérapeutique*, 15 janvier 1855, t. XLVIII, p. 26.

(2) *Ibid.*, p. 120.

(3) *Ibid.*, p. 371.

(4) *Note sur l'emploi du chlorate de potasse dans le traitement de la stomatite ulcéreuse*, Paris, 1855.

(5) *Dublin hospit. Gaz.*, juin 1855, et *Bullet. de thérap.*, t. XLVIII, p. 558; 1855.

(6) *Bullet. de thérap.*, t. XLVIII, p. 457.

(7) *Ibid.*, t. XLIX, p. 427.

Je commencerai par faire l'histoire chimique du chlorate
de potasse, seulement au point de vue médical ; j'étudierai
ensuite son action physiologique, puis je passerai à l'étude
clinique des maladies dans lesquelles j'ai pu observer son
action.

ÉTUDE CHIMIQUE.

Le chlorate de potasse a pour formule KO,ClO^5 ; il est
formé d'un équivalent d'acide chlorique et d'un équivalent
de potasse. L'acide chlorique est, comme on le sait, un acide
fort, mais très instable, qui joue le rôle d'un oxydant énergique ; il agit vivement sur tous les corps organiques, il
enflamme l'alcool et brûle le papier, etc., etc. Les propriétés
oxydantes de l'acide chlorique se retrouvent en partie dans
les chlorates.

Le chlorate de potasse est un sel blanc, qui cristallise en
petites lames hexagonales symétriques, plus rarement en
aiguilles ; il est parfaitement neutre, et n'agit nullement sur
les réactifs colorés, le tournesol, le sirop de violette, etc.
Il est sans odeur ; sa saveur est fraîche et légèrement saline,
analogue à celle du nitre.

Les cristaux de chlorate de potasse sont anhydres et
inaltérables à l'air. La solubilité de ce sel, déterminée par
Gay-Lussac, est représentée par les nombres suivants :

100 parties d'eau à	0°	dissolvent	3,33	de chlorate.
—	à 15°,37	—	6,03	—
—	à 24°,43	—	8,44	—
—	à 35°,02	—	12,05	—
—	à 49°,06	—	18,98	—
—	à 74°,89	—	33,40	—
—	à 104°,78	—	60,24	—

On voit donc que le chlorate de potasse, très soluble à
une haute température, est au contraire très peu soluble
dans l'eau froide. On sait qu'on peut employer l'acide chlorique pour précipiter la potasse, bien que l'acide perchlo-

rique soit préférable pour cet usage. Le chlorate de potasse est si peu soluble à froid, qu'en le mettant dans une quantité d'eau double de celle qu'indique le tableau ci-dessus à la température ordinaire, il resterait plusieurs heures sans se dissoudre entièrement, même en agitant fréquemment la liqueur. Nous devrons nous rappeler sans cesse le peu de solubilité de ce sel, quand nous voudrons le prescrire.

Lorsqu'on soumet le chlorate de potasse à l'action de la chaleur il entre en fusion bien au-dessous de la chaleur rouge; à 400 degrés environ, il se décompose, laisse dégager de l'oxygène, s'épaissit et se trouve alors transformé en chlorure de potassium et en perchlorate de potasse. Le dégagement d'oxygène se ralentit alors, parce que le perchlorate est moins facile à décomposer que le chlorate; il faut élever la température pour décomposer le perchlorate, qui donne des quantités d'oxygène considérables; quand cette décomposition commence, il faut modérer le feu; à la fin, tout le sel est ramené à l'état de chlorure de potassium et a tout perdu son oxygène. Cette décomposition est représentée par la formule $KO,ClO^5 = KCl + O^6$; les deux décompositions intermédiaires par les formules $4 KO,ClO^5 = KCl + 3KO,ClO^7$, et $KCl + 3KO,ClO^7 = 4KCl + O^{24}$.

Le chlorate de potasse donne en se décomposant 39 pour 100 de son poids d'oxygène. Quand on veut préparer ce gaz, on mélange le chlorate avec du bioxyde de manganèse ou du bioxyde de cuivre, l'opération marche plus régulièrement, et les décompositions intermédiaires ne se produisent pas.

Préparation. — Berthollet préparait le chlorate de potasse en faisant passer un courant de chlore dans une dissolution concentrée de carbonate ou d'hydrate de potasse.

Cette préparation a été longtemps la seule employée. La réaction est exprimée par la formule : $6 KO \times 6 Cl = 5KCl + KO,ClO^5$; c'est-à-dire que le sixième seulement de la potasse employée passe à l'état de chlorate, et que le reste forme un produit sans valeur, le chlorure de potassium : aussi le chlorate de potasse est-il resté longtemps à un prix élevé.

Liebig a trouvé un procédé plus économique, qui consiste à le préparer au moyen du chlorure de chaux ou hypochlorite de chaux, qu'on obtient en dissolution dans l'eau en faisant arriver un courant de chlore dans un lait de chaux. Cette dissolution est traitée par un sel de potasse, ordinairement le chlorure de potassium. L'hypochlorite de chaux se transforme d'abord en chlorure de calcium et en chlorate de chaux. Ce dernier sel réagit sur le chlorure de potassium, suivant la formule $CaO,ClO^5 + KCl = CaCl + KO,ClO^5$. Le chlorate formé cristallise à cause de son peu de solubilité, tandis que le chlorure de calcium reste dans les eaux mères. D'après Graham et Liebig, on obtient facilement le chlorate de potasse en faisant arriver un courant de chlore dans un mélange de 7,6 parties de carbonate de potasse et 16,8 de chaux hydratée ; il se forme du chlorate de potasse, du carbonate de chaux, et du chlorure de calcium. On traite par l'eau bouillante, qui dissout le chlorure de calcium et le chlorate de potasse. Ce dernier sel est purifié par plusieurs cristallisations ; celui du commerce est assez pur pour les usages pharmaceutiques ; son prix est modéré : on le trouve au prix de 6 francs le kilogramme.

Caractères chimiques. — Le chlorate de potasse est inaltérable à l'air ; son acide, très énergique, résiste aux acides faibles, qui tendraient seulement à le déplacer ; mais il ne résiste pas aux corps avides d'oxygène, qui tendent à le décomposer. C'est un oxydant très énergique, il fuse avec vivacité sur les charbons ardents. Un mélange de chlorate de potasse avec le soufre détone violemment par le choc ; le chlorate, mêlé à un corps résineux, à du benjoin ou à du soufre, s'enflamme lorsqu'on l'humecte avec une goutte d'acide sulfurique concentré.

Ces diverses propriétés ont reçu leur application pour la

fabrication des allumettes chimiques; on a renoncé à l'employer pour la fabrication de la poudre de guerre, parce que la poudre ainsi faite s'enflammait par le choc et détonait avec trop de violence.

Le chlorate de potasse ne précipite pas l'albumine, et peut se dissoudre dans tous les liquides de l'économie sans les altérer et sans s'altérer lui-même.

Ce qui nous intéresse surtout ici, ce sont les réactions qui permettent de reconnaître ce sel.

Il est sans action sur les couleurs végétales, sans odeur; il ne précipite pas le nitrate d'argent: ce qui distingue sa solution des solutions de chlore, d'acide chlorhydrique, des chlorures et des hypochlorites.

Lorsqu'il a été calciné et réduit à l'état de chlorure, il précipite le nitrate d'argent; ce caractère est excellent pour reconnaître un chlorate et même pour le doser dans un mélange; mais les propriétés détonantes de ce sel empêchent de le calciner, en présence des substances organiques.

Ces propriétés détonantes distinguent les chlorates de la plupart des autres sels, mais pas des azotates. Cependant, chauffés avec du charbon ou avec un peu de cyanure de potassium, les chlorures détonent avec beaucoup plus de force que les nitrates; il y aurait même danger si l'on n'opérait sur des quantités très minimes.

L'acide sulfurique concentré décompose les chlorates avec beaucoup d'intensité; la liqueur se colore en jaune rougeâtre, et il se dégage un gaz verdâtre plus foncé que le chlore et d'une odeur plus désagréable. Selon MM. Pelouze et Frémy, ce produit est de l'acide hypochlorique, et la réaction doit être formulée :

$$3\,KO,ClO^5 + 3\,SO^3,HO = 3\,KO,SO^3 + 3\,HO + ClO^3$$
$$+ 2\,ClO^4.$$

Selon Fresenius, le produit verdâtre et odorant est de l'acide chloreux, et la réaction doit être formulée :

$$2\,KO.ClO^5 + 2\,SO^3 = KO, 2\,SO^3 + KO, ClO^2 + ClO^4.$$

Gay-Lussac et M. Soubeiran avaient donné à ce gaz la formule ClO^2. Ce dernier chimiste pense que le composé peut varier de composition suivant les circonstances dans lesquelles on opère. Quoi qu'il en soit, les composés oxygénés du chlore se ressemblent tellement qu'il est difficile de les distinguer, ce qui est du reste inutile dans cette réaction caractéristique des chlorates; il faut ne pas chauffer et n'opérer que sur des quantités très petites, de peur d'explosion.

Les azotates traités par l'acide sulfurique concentré donnent quelquefois des vapeurs rutilantes; mais, pour qu'elles deviennent abondantes, il faut ajouter de la limaille de cuivre.

L'acide chlorique libre décolore l'indigo; aussi, lorsque dans la solution d'un chlorate, on ajoute un peu d'indigo pour la teindre en bleu clair, puis un peu d'acide sulfurique, la liqueur perd sa couleur bleue et devient incolore ou jaune très clair.

Mais cette réaction n'est caractéristique des chlorates qu'en l'absence des azotates, qui, dans les mêmes circonstances, décolorent aussi l'indigo.

Toutes ces réactions, comme on le voit, ne sont pas également caractéristiques des chlorates, et elles sont assez difficiles à réaliser, surtout en présence des matières organiques. Nous avons donc eu recours à une réaction beaucoup plus facile, toute caractéristique des chlorates, et que nous sommes étonnés de ne pas voir figurer dans la plupart de nos traités classiques de chimie générale ou analytique.

Voici cette réaction, que nous empruntons à Fresenius. En teignant la solution d'un chlorate en bleu clair, avec un peu de sulfate d'indigo, et en y faisant tomber avec précaution quelques gouttes d'acide sulfureux dissous dans l'eau, la coloration bleue disparaît; l'acide sulfureux enlève à l'acide chlorique *tout son oxygène*, met en liberté le chlore, qui détruit aussitôt la couleur bleue de l'indigo. Les azotates ne produisent rien de semblable. Cette réaction, d'une facilité extrême, puisqu'elle se fait à froid, sans danger d'explosions, est tellement sensible qu'elle permet d'apprécier dans une liqueur moins d'un dix-millième de chlorate, comme je m'en suis assuré par une expérience quantitative (1). Elle peut se produire et s'apprécier dans la plupart des liquides de l'économie, ce dont je me suis assuré par des expériences directes, en mettant ces liquides en présence de l'indigo et de l'acide sulfureux, constatant qu'ils ne décoloraient pas par eux-mêmes l'indigo ; puis ajoutant à ces liquides un peu de chlorate, et réalisant alors la réaction

(1) J'avais espéré un instant baser sur cette réaction une méthode de dosage analogue aux procédés alcalimétriques; les premiers essais me montrèrent que les choses ne se passent pas tout à fait aussi simplement que l'énonce Fresenius. En effet, si l'acide sulfureux enlevait immédiatement à l'acide chlorique tout son oxygène, la réaction devrait se formuler : $KO,ClO^5 + 5SO^3 = SO^3,KO + 5SO^3 + Cl$. Ayant composé d'après cela une liqueur normale de chlorate de potasse, qui devait, à volume égal, décomposer entièrement l'acide sulfureux, je reconnus qu'il fallait verser 4 à 5 volumes de cette liqueur pour détruire tout l'acide sulfureux. Il était probable que l'acide chlorique se réduisait en passant par des composés intermédiaires. En versant avec une burette graduée la solution chloratée, colorée en bleu par l'indigo, dans un volume donné d'acide sulfureux, je vis qu'il était impossible de trouver un point fixe où la décoloration cesserait de se faire. J'avais cru un instant trouver ce point fixe dans la disparition de l'odeur de l'acide sulfureux, qui se fait presque instantanément à un moment de l'expérience; mais, en opérant avec des liqueurs normales à différents degrés, j'ai reconnu que ce signe était également trompeur et ne pouvait donner de chiffres exacts. La raison en est dans le manque d'instantanéité de la réaction. En effet, j'ai reconnu qu'en laissant en présence, dans un flacon bouché, volumes égaux d'acide sulfureux et de ma liqueur normale, au bout de cinq minutes la réaction est achevée, et l'acide sulfureux est totalement détruit. Mais alors la liqueur n'a plus aucune propriété décolorante ; elle ne contient plus du chlore ou un composé de chlore et d'oxygène, mais de l'acide chlorhydrique et de l'acide sulfurique. C'est ainsi qu'Orfila avait formulé cette réaction : $KO,ClO^5 + 6SO^3 + HO = HCl + KO,SO^3 + 5SO^3$. Mais il n'avait pas signalé la décomposition intermédiaire qui met en liberté du chlore.

On ne peut pas plus établir un procédé de dosage basé sur la réaction de l'acide sulfurique sur le chlorate. Le fait de la diffusion de ce sel dans toutes les sécrétions montre du reste qu'il est inutile de chercher à doser les quantités de ce sel qui s'éliminent par l'urine. Si l'on y attachait une grande importance, je crois qu'on y arriverait par le procédé suivant : Précipiter par un excès de nitrate d'argent tous les sels de l'urine qui précipitent ce sel, les chlorures, les phosphates ; se débarrasser de l'excès de nitrate d'argent par un courant d'acide sulfhydrique ; filtrer, et, dans la liqueur filtrée, ajouter un excès d'acide sulfureux, pour transformer le chlorate en chlorure. Doser alors ce chlorure, en le précipitant par une liqueur normale de nitrate d'argent, ou en recueillant et pesant le précipité de chlorure d'argent.

avec presque autant de netteté que dans l'eau distillée. Dans l'urine, dans les larmes, la réaction est très nette et ne demande aucune précaution ; pour la produire dans la salive, dans le mucus bronchique ou nasal, il suffit de délayer ces liquides visqueux avec un peu d'eau distillée et d'ajouter le réactif, il n'est même pas nécessaire de filtrer. Dans le lait, la réaction se produit aussi sans filtration ; mais on la rend plus sensible en coagulant la caséine par quelques gouttes d'acide ou d'alcool, en filtrant et ajoutant le réactif dans la liqueur filtrée. Dans la bile, l'opération est plus délicate ; les acides y produisant un précipité jaune verdâtre, la première goutte de sulfate d'indigo produisait ce même précipité. J'ai donc précipité d'abord la bile au moyen d'une goutte d'acide, jeté la liqueur sur un filtre, et, reprenant la liqueur, qui passe limpide et presque incolore, j'y ai ajouté une goutte d'indigo, puis un peu d'acide sulfureux ; j'ai vu qu'alors la liqueur restait bleue, et qu'au contraire, dans la bile où j'avais ajouté quelques gouttes de chlorate, la décoloration caractéristique se produisait instantanément. On pourrait donc retrouver le chlorate dans la bile ; j'avoue toutefois que des expériences de coloration et de décoloration dans un liquide de cette nature peuvent présenter quelques doutes.

Pour m'assurer de la valeur de ce réactif, j'ai dû chercher aussi quels étaient les corps qui décolorent l'indigo et pouvaient m'induire en erreur. Ne trouvant pas dans les auteurs classiques des renseignements toujours suffisants, je me suis assuré, par des expériences directes, de ce qui suit :

Le sulfate d'indigo étendu d'eau distillée ne s'altère nullement à l'air.

L'acide sulfureux ne lui fait éprouver aucun changement immédiat ; mais déjà, au bout de quelques minutes, la teinte bleue s'altère, devient verdâtre, et la décoloration se produit petit à petit ; les couches inférieures deviennent les premières jaunâtres, les couches supérieures conservent plus longtemps la teinte bleue. La décoloration est d'autant plus rapide que l'acide sulfureux aura été employé en plus grand excès, et l'indigo en quantité plus faible ; elle n'est jamais instantanée, même en versant une seule goutte d'indigo dans un grand excès d'acide sulfureux, mais elle a lieu en quelques minutes ; quand l'acide sulfureux est en moins grand excès, la décoloration n'est souvent pas complète au bout de plusieurs heures. Dans l'urine, cette décoloration se fait plus vite que dans l'eau ; une solution d'urée produit le même effet. Donc, pour conclure à la présence d'un chlorate par l'acide sulfureux, il faudra employer ce réactif goutte à goutte, et il faudra que la décoloration soit instantanée.

La présence d'un azotate neutre dans la liqueur ne favorise en rien la décoloration de l'indigo.

L'acide azotique concentré détruit instantanément l'indigo ; mais cette action ne se produit pas instantanément s'il est étendu de 6 à 8 fois son poids d'eau ; s'il est très étendu, la décoloration ne se produit pas même au bout de quinze heures.

Dans ces circonstances, il suffit de faire bouillir la liqueur pour que la décoloration se fasse instantanément, mais elle ne se produit qu'au moment de l'ébullition.

Le chlore, les hypochlorites, les acides chloreux et hypochlorique, décolorent l'indigo avec une grande intensité, et instantanément ; ces corps, pas plus que l'acide nitrique, ne pourront en imposer pour la présence d'un chlorate, puisqu'ils décolorent l'indigo immédiatement, et qu'un chlorate ne le décolore qu'après l'addition de l'acide sulfureux.

Les acides chlorhydrique, sulfhydrique et acétique, ne décolorent pas l'indigo.

L'acide sulfurique, servant à le dissoudre, ne le décolore naturellement pas ; cependant, concentré et à la température de l'ébullition, il le détruit en lui donnant une couleur brune.

La potasse caustique décolore immédiatement l'indigo en lui donnant une teinte brune.

L'ammoniaque fait passer immédiatement au vert l'eau bleuie par l'indigo, et le décolore ensuite en un temps plus ou moins long.

Le sulfhydrate d'ammoniaque décolore instantanément l'indigo, même en grande quantité ; il y a en même temps dépôt de soufre, si le sulfure est persulfuré. L'addition d'une très grande quantité d'eau fait reparaître la coloration bleue ; celle d'un acide en excès agit de même. Si le sulfure est très étendu d'eau, il ne décolore pas immédiatement l'indigo, mais l'addition d'une goutte d'acide produit instantanément cette décoloration. Si l'on ajoute beaucoup d'eau ou assez d'acide pour détruire le sulfure, la coloration bleue reparaît. Comme on peut avoir à rechercher le chlorate en présence du sulfhydrate d'ammoniaque (dans les matières fécales, par exemple), il faudra bien se rappeler ces réactions, ne mettre l'indigo qu'après avoir acidulé la liqueur par un acide qui ne décompose pas le chlorate, l'acide acétique, par exemple ; ajouter l'indigo, attendre un instant pour voir si la liqueur ne l'altère pas, et enfin ajouter l'acide sulfureux ; s'il n'y a pas de chlorate, cet acide ne fait que détruire l'acide sulfhydrique qui reste dans la liqueur, et augmenter le précipité du soufre, qui rend la liqueur louche, mais se teint lui-même en bleu, et ne nuit pas à la réaction. S'il y a un chlorate dans la liqueur, la teinte bleue fait place instantanément à une teinte café au lait très clair, passant bientôt à une teinte jaune-serin, qui paraît due uniquement au soufre suspendu dans la liqueur.

Nous avons dû insister sur ces réactions pour prévenir les objections qu'on pourrait faire à l'emploi du réactif dans nos recherches physiologiques ; nous avons toujours fait nos efforts pour éviter les causes d'erreur que nous signalons.

ÉTUDE PHYSIOLOGIQUE.

1° *Absorption et élimination du chlorate de potasse.*

Nous avons dit que tous les médecins du commencement de ce siècle avaient cru à la désoxygénation du chlorate de potasse dans l'économie, et les médecins anglais y croient encore actuellement. H. Chaussier, qui paraît l'avoir mieux étudié que les médecins de son temps, ne se prononce pas à cet *égard*. MM. Mérat et de Lens semblent douter du fait, mais ne discutent nullement la question.

M. Gustin (1) a eu le premier le mérite d'annoncer que le chlorate de potasse s'élimine en nature par les urines ; il a soupçonné, sans la démontrer, son élimination par la salive ; enfin il nous promettait une suite de recherches destinées à trouver dans quel rapport la quantité du médicament éliminée dans les douze ou quinze heures qui suivent son administration est avec la quantité ingérée. Malheureusement M. Gustin ne nous a pas donné ces expériences qu'il nous promettait ; il n'a pas non plus fait connaître le réactif dont il s'était servi pour constater la présence du chlorate dans l'urine.

A la même époque que M. Gustin, je constatais la présence du chlorate dans les diverses sécrétions de l'économie, je m'occupais d'une méthode de dosage propre à en mesurer les quantités, et par de nombreuses expériences sur moi-même, ainsi que par l'examen des petits malades soumis à mon observation, je cherchais à étudier l'action physiologique du médicament. Ce sont les résultats de ces recherches, continuées jusqu'à ce jour, que je vais exposer.

Le chlorate de potasse, pris à l'intérieur, s'absorbe avec

(1) *Bullet. de thérap.*, t. LXVIII, p. 440.

une grande rapidité; *il n'est ni fixé, ni décomposé dans nos organes.* Il s'élimine promptement par la plupart de nos sécrétions à l'état de *chlorate*, par conséquent sans se réduire et sans *fournir d'oxygène à l'économie.* Ses deux voies principales d'élimination sont l'urine et la salive. Cinq minutes après avoir pris le chlorate, le réactif en accuse déjà des traces dans la salive, et dix minutes après dans l'urine; au bout d'une demi-heure, la réaction est déjà à son maximum d'intensité. L'élimination par l'urine et par la salive dure un temps qui varie de quinze à trente-six heures; on en trouve quelquefois des traces plus de quarante-huit heures après. La salive cesse un peu plus tôt que l'urine de déceler la présence du chlorate. Le temps d'élimination paraît à peu près indépendant de la dose du chlorate que l'on a prise; il a été à peu près le même dans cinq expériences comparatives faites sur moi-même, et où j'avais pris 1 gramme, puis 2 grammes, 4 grammes, 8 grammes, et enfin 20 grammes de ce sel par jour. J'ai dit plus haut quelles difficultés m'avaient empêché de déterminer, par des expériences de précision, les quantités de ce sel qui sont éliminées heure par heure par les urines. Cette détermination n'est pas susceptible de précision, puisque le chlorate s'élimine par la plupart des sécrétions; toutefois l'intensité avec laquelle la réaction s'effectue nous indique approximativement comment les choses se passent. L'élimination du sel devient maximum au bout d'une demi-heure ou une heure, elle est intense pendant quinze à vingt heures; après cela on n'en trouve plus que des traces. Les hautes doses ne paraissent pas prolonger beaucoup le temps pendant lequel l'élimination est intense; dans aucun cas, même à 20 grammes, la réaction n'a été intense après trente heures. La quantité est aussi compensée par l'effet diurétique, qui est plus marqué à hautes doses. Il faut donc tenir compte non-seulement du temps écoulé, mais de la quantité d'urine rendue. Lorsque le chlorate commence à disparaître des urines, le phénomène est sujet à quelques oscillations avant l'élimination définitive. C'est ainsi qu'on voit les urines, qui ne présentaient plus de traces de chlorate depuis quelques heures, en présenter de nouveau des quantités notables après le repas; ou bien, l'urine recueillie au moment du coucher ne présentant rien, celle du réveil accuser de nouvelles traces de chlorate. C'est par ces oscillations qu'on arrive à en trouver plus de quarante-huit heures après l'administration du médicament.

Grâce à la sensibilité de mon réactif, j'ai pu également constater la présence du chlorate :

Dans le lait de deux nourrices qui avaient pris 4 grammes de ce sel, d'où la possibilité d'administrer par cette voie le chlorate à des nourrissons, si le besoin s'en présentait.

Dans les larmes. Grâce à un épiphora que détermine souvent chez moi le froid du matin, j'ai pu recueillir 1 à 2 centimètres cubes de larmes ; la réaction a été très manifeste.

Dans le mucus nasal. Je l'avais auparavant trouvé dans le mucus bronchique ; mais, ce mucus étant toujours mêlé de salive au passage, l'expérience ne prouvait rien. Cependant les faits cliniques me démontraient une action spéciale sur les muqueuses ; un léger flux nasal, déterminé par de très hautes doses de chlorate, me permit de retrouver dans le mucus nasal des traces évidentes de ce sel.

Dans la sueur. Le moyen le plus simple de s'en assurer est de prendre le gilet de flanelle que l'on a porté pendant les jours d'expériences, de le colorer au moyen du sulfate d'indigo dilué, et d'ajouter l'acide sulfureux ; la réaction est très manifeste.

J'ai cherché vainement le chlorate dans les matières fécales ; une fois seulement, sur six expériences, j'ai cru en trouver quelques traces. Cette recherche présente du reste des difficultés assez grandes. Il faut se rappeler d'abord ce que nous avons dit plus haut de l'action du sulfhydrate d'ammoniaque sur l'indigo, et se mettre en garde contre cette cause d'erreur ; mais de plus, la nécessité où l'on est de décolorer les liqueurs obtenues par la filtration sur le noir animal est encore une cause de perte, beaucoup de sels restant sur les filtres. Nous avons eu soin de l'écarter en lavant soigneusement le filtre à charbon avec une solution concentrée de sulfate de soude; ayant d'ailleurs pris les mêmes matières, y ayant ajouté un peu de chlorate de potasse, nous leur avons fait subir la même série d'opérations, et nous avons pu retrouver des traces de ce sel. Si donc nous ne le retrouvions pas dans les matières soumises à nos recherches, c'est qu'il n'y était pas. Si le chlorate pouvait se décomposer quelque part dans l'économie, ce serait assurément dans les phénomènes de la digestion.

Pour la sécrétion biliaire, je n'ai eu que trois occasions de rechercher le chlorate dans la bile extraite de la vésicule biliaire de jeunes sujets morts en cours de traitement par le chlorate de potasse.

Dans un cas, je n'en ai trouvé aucune trace ; dans un second cas, des traces manifestes ; dans le troisième, des traces douteuses. Je ne m'exprime qu'avec réserve à ce sujet, vu le doute que ces expériences de décoloration peuvent inspirer dans un liquide comme la bile.

Je n'ai pas trouvé le chlorate de potasse dans le sperme.

En résumé, ses voies principales d'élimination sont l'urine, la salive, les mucosités nasales, buccales, bronchiques, la sueur. Il y a doute pour les autres sécrétions.

2° *Effets physiologiques.*

Les observateurs qui nous ont précédé nous donnent bien peu de renseignements à cet égard. Swediaur (1), en rapportant les expériences faites contre la syphilis au moyen du chlorate de potasse, a noté les effets physiologiques que ce sel a produits dans plusieurs cas. Ces effets sont assez contradictoires : il dit qu'en général ce remède, administré à faibles doses, produisit la soif, augmenta l'action du cœur et du système artériel, mais il augmenta à

(1) *Traité complet des maladies syphilitiques*, t. II, p. 201 et suiv.

peine la quantité des urines et l'appétit. Il paraissait produire une excitation de tout le système accompagnée *ordinairement* d'une disposition de la partie albumineuse du sang à la coagulation. (Cet *ordinairement* ne repose que sur un cas, l'observation 8.) Dans un autre cas, « le chlorate produisit une colique qui, à la seconde dose, devint plus violente. » Dans un autre cas, où la dose avait été plus forte, « il ne s'est produit aucun symptôme phlogistique, aucune augmentation de l'action du système artériel. »

H. Chaussier (1), qui a expérimenté le médicament sur lui-même et reconnu son innocuité, ne nous apprend rien sur ses effets physiologiques; il se borne à dire qu'on peut en prendre impunément 1 gros et demi en vingt-quatre heures, pourvu qu'on n'en prenne point le lendemain ni le surlendemain, l'action du chlorate pris à cette dose se faisant ressentir pendant quarante ou cinquante heures. MM. Mérat et de Lens (2) n'ont nullement aperçu cette prolongation d'action et la révoquent en doute. Chaussier ne nous apprend pas, en effet, à quoi il la reconnaissait. L'opinion de Chaussier est assez conforme à ce que nous avons pu vérifier au moyen du réactif. MM. Mérat et de Lens confirment du reste ce qu'il dit de l'innocuité du sel : dans un cas, à la dose de 30 centigrammes à 1 gramme, son action constante aurait été de provoquer des borborygmes.

En 1854, M. Socquet lui attribue une action sédative sur le pouls, et l'administre aux doses énormes de 15 à 30 grammes par jour, sans observer d'accidents.

En 1855, M. Blache n'a observé, chez les enfants auxquels il administrait ce sel à la dose de 4 grammes, d'autre effet physiologique appréciable qu'une augmentation de l'appétit. M. Bergeron ne lui trouve aucun effet physiologique appréciable; il note cependant, dans un cas, une saveur métallique perçue par un de ses malades.

(1) *Contre-poisons,* Paris, 1819.
(2) *Dictionnaire univ. de matière médic. et de thérap.,* t. V, p. 474.

M. Gustin (*loc. cit.*), qui n'a fait qu'une seule expérience sur lui-même, à la dose de 8 grammes, pris au moment du coucher, a ressenti au réveil une sorte d'astriction dans toute la bouche, avec nausées légères ; les gencives étaient un peu rudes au toucher ; quoique la salive n'eût pas sensiblement diminué, elle lui a semblé plus fluide qu'à l'ordinaire. La sécrétion urinaire n'a pas été augmentée. A midi, tous ces accidents avaient disparu, et il ne lui est resté qu'une augmentation très sensible de l'appétit, qui a persisté pendant trente-six heures environ.

Voulant me rendre un compte plus exact de l'action de ce médicament, et ne pouvant m'en rapporter aux enfants soumis à mon observation, lesquels analysent peu leurs sensations, j'ai fait de nombreuses expériences sur moi-même, et n'ayant rien observé pour des doses de 1 à 4 grammes, j'ai pris le chlorate pendant plusieurs jours de suite à doses croissantes de 8 à 20 grammes par jour, et puis j'ai diminué progressivement jusqu'à 2 grammes. Voici quels sont les phénomènes physiologiques que j'ai éprouvés :

1° Une salivation marquée, devenant incommode deux ou trois heures après, et d'autant plus abondante que les doses sont plus élevées. Cette salivation s'accompagne d'un goût salin dans la bouche, qui persiste à peu près pendant tout le temps de l'élimination ; ce goût m'a paru identique avec la saveur du chlorate lui-même, qui se retrouve en quantité notable dans la salive. Sans atteindre les proportions de la salivation mercurielle, cette salivation chloratée a cependant été assez forte pour que j'aie ressenti, pendant cinq ou six jours après la cessation de l'expérience, la gêne résultant de l'épuisement du système salivaire et le manque de salive Ce fait ne m'est pas personnel : une personne à laquelle j'ai fait prendre de 2 à 4 grammes de chlorate pour une angine a ressenti le même goût salin, la même salivation, et constaté de plus que ce sel avait agi comme un excellent dentifrice. Des enfants auxquels le chlorate avait été administré à l'hôpital à la dose de 4 grammes, ont présenté une salivation marquée, extrêmement abondante chez l'un d'entre eux, qui, pendant plus de deux jours, avait besoin de conserver toujours un crachoir. Le réactif accusait des quantités notables de chlorate dans leur salive.

Dans le principe, il m'a semblé que le chlorate produisait aussi une légère sécheresse de la gorge ; mais cette sensation est probablement due à une action topique. Elle ne s'est pas reproduite quand j'ai pris la précaution de me rincer la gorge avec un peu d'eau, après avoir pris des potions chloratées, quelque concentrées qu'elles fussent.

Sur l'estomac, le chlorate de potasse a constamment produit une augmentation de l'appétit, devenant une véritable faim canine dans quelques cas. Une fois, à la suite d'une dose de 8 grammes, prise en deux fois, mais mal dissoute, et dans une solution non édulcorée, j'ai éprouvé une sensation de pyrosis très incommode, qui a duré plus d'un jour, et a résisté à plusieurs prises de magnésie calcinée. Mais, par la suite, je n'ai plus éprouvé cet inconvénient, même avec des doses beaucoup plus considérables, surtout en ayant la précaution de prendre le chlorate pendant mes repas, comme le recommandait Chaussier.

Le chlorate ne produit aucun effet purgatif ; cependant les selles ont présenté en général une couleur verte, ce qui indiquerait que ce sel détermine aussi un léger flux biliaire, et expliquerait les bons effets que les médecins genevois en ont obtenus dans l'ictère. Rappelons toutefois que les réactifs ne nous ont pas accusé abondamment le chlorate dans la bile, et encore moins dans les matières fécales.

Le chlorate, surtout à haute dose, a une propriété diurétique assez marquée. Quand j'en prenais 20 grammes par jour, la miction était fréquente, et j'ai éprouvé un peu de pesanteur et de douleur à la région des reins. Pendant tout le temps de l'excrétion, l'urine est restée fortement acide ; elle laissait même déposer plus d'acide urique, d'urates et d'acide rosacique, qu'à l'état normal.

Le chlorate n'agit donc pas comme les alcalis, auxquels plusieurs personnes l'ont assimilé ; il n'est d'ailleurs pas alcalin.

Le chlorate passe dans la sueur, mais il n'excite pas notablement cette sécrétion.

Il excite, au contraire, légèrement la sécrétion nasale.

Il ne nous a paru nullement agir sur la fonction respiratoire ; à très haute dose seulement, il a produit un peu d'irritation des bronches et une altération de la voix, qui a duré deux ou trois jours.

Il ne produit non plus aucune action sur le cœur ou sur le pouls à l'état physiologique. Au lieu d'être un excitant violent, comme le supposaient ceux qui croyaient à sa désoxydation, il parait être assez notablement sédatif à l'état pathologique, comme il résulte des expériences de M. Socquet et des miennes propres ; mais alors je doute qu'il agisse primitivement sur la circulation.

A l'état physiologique, il ne produit aucun effet appréciable sur le système nerveux.

Pendant toute la durée des expériences faites sur moi-même, je n'ai rien changé à ma manière de vivre, et j'ai vaqué à mes affaires comme de coutume.

Je n'ai pas dépassé la dose de 20 grammes par jour, bien que je l'aie continuée plusieurs jours de suite.

M. Socquet a été jusqu'à 30 grammes ; nous n'avons observé ni l'un ni l'autre d'effets fâcheux de ce sel.

J'ignore si, en forçant les doses, on arriverait à produire des accidents (1) ; mais on voit déjà que le chlorate s'éloigne sensiblement par son innocuité du nitrate de potasse, avec lequel il a tant de ressemblance chimique. Il ne produit pas d'ailleurs le dévoiement ni les effets hyposthénisants qu'on attribue au nitrate de potasse. Ce que nous avons dit de l'état des urines pendant le cours des expériences montre que le chlorate de potasse s'éloigne aussi des carbonates alcalins.

(1) Voyez l'Appendice.

Le chlorate n'a aucune analogie avec les chlorures alcalins ni avec les hypochlorites.

Il en aurait davantage avec l'iodure de potassium, à cause de son action sur les muqueuses buccale, pharyngienne et nasale; mais il en diffère par son innocuité.

On pourrait même, d'après cette innocuité singulière, révoquer en doute son efficacité comme médicament, si l'expérimentation clinique ne venait révéler en lui un agent thérapeutique énergique.

MODE D'ADMINISTRATION.

Le chlorate de potasse se donnera habituellement à la dose de 2 à 8 grammes par jour.

D'après ce qui précède, on voit qu'il n'y a aucun inconvénient à élever les doses de chlorate, et que quelques effets physiologiques semblent ne se produire qu'à dose élevée : la diurèse, la salivation abondante, l'action sur le larynx et sur les bronches; on peut aller jusqu'à 20 et 30 grammes. La seule difficulté que puisse présenter le chlorate de potasse dans son administration provient de son peu de solubilité. La potion gommeuse ordinaire en dissout facilement 5 à 6 grammes à la température de 15 degrés; mais il ne faut pas se contenter de verser purement et simplement les cristaux de chlorate dans une potion gommeuse, car ils s'y dissoudraient à peine : on fera bien, comme le conseillent M. Bergeron (1) et M. Vial, de faire dissoudre le sel dans l'eau, avec l'aide de la chaleur, avant d'ajouter les substances édulcorantes. A la dose de 4 grammes, cette potion n'a rien de désagréable, les enfants même la supportent facilement.

Si l'on veut donner le chlorate à haute dose, il ne faut pas chercher à en dissoudre trop dans une seule potion; d'abord ce sel ne se dissoudrait pas sans l'aide de la cha-

(1) Bergeron, *Note sur l'emploi du chlorate de potasse dans le traitement de la stomatite ulcéreuse.* p. 33.

leur, puis il cristalliserait immédiatement par le refroidis-
sement. Il vaudrait mieux, dans ce cas, augmenter la quantité de véhicule, soit en ajoutant de l'eau à la potion, à mesure
qu'on la vide, soit en faisant préparer plusieurs potions. Nous
croyons que le chlorate, bien dissous et convenablement édul-
coré, est plus facilement supporté par l'estomac que celui qui
ne l'est pas. Quand le malade se dégoûte de la potion, on peut
continuer l'administration du chlorate, en le dissolvant dans
une grande quantité de tisane pour en masquer le goût.
Chaussier recommandait, avec raison, d'administrer le chlorate au moment des repas, précepte important, surtout pour
les hautes doses. Odier l'administrait dans une tasse de
bouillon.

On peut également administrer le chlorate en poudre,
pulvérisé et mêlé avec une quantité suffisante de sucre,
comme le faisaient Herber et Schaeffer.

Enfin, le chlorate peut être prescrit en applications
topiques :

En lotions, avec une solution de 5 grammes pour 100
d'eau, à la température de 15 degrés. Si l'on veut une solution plus concentrée, il faudra se servir d'une solution
chaude, comme l'a fait M. Lasègue ; à la température de
30 à 40 degrés, on dissoudra à peu près 15 pour 100 de
ce sel.

En poudre, associé à l'amidon ou au sous-nitrate de bismuth ; il paraît que cette application est douloureuse.

ÉTUDE CLINIQUE.

Nous allons maintenant passer en revue les différentes
maladies dans lesquelles le chlorate de potasse a été employé ; nous analyserons brièvement pour chacune d'elles
les faits publiés par les observateurs qui nous ont précédé,
nous rapporterons les faits que nous avons recueillis nous-
même, et, par la discussion de ces faits, nous tâcherons de
nous rendre compte du degré d'utilité et du mode d'action

de ce médicament. Nous laisserons d'abord de côté les anciennes applications du chlorate de potasse à la syphilis, au scorbut, etc., parce que nous ne l'avons pas employé nousmême dans ces maladies, et nous prendrons pour point de départ le mémoire de Henry Hunt, publié en 1847.

Gangrène de la bouche.

Les auteurs français qui ont reproduit la formule de Hunt rapportent que ce médecin a employé avec succès le chlorate de potasse contre la gangrène de la bouche. Telle a été, en effet, la prétention de Hunt ; mais, si l'on se reporte à son mémoire (1), on arrive à douter qu'il s'agisse réellement de la gangrène de la bouche. Il commence par déclarer que l'ulcère gangréneux de la bouche (*cancrum oris*), souvent bénin, peut, lorsqu'il est négligé, prendre une telle ressemblance avec la gangrène de la joue, tant sous le rapport de l'aspect que sous celui de l'étendue de ses ravages, que ces deux états ne lui paraissent former qu'une seule maladie et ne différer l'un de l'autre que par le degré de leur gravité. Plusieurs de ses descriptions semblent convenir aussi bien à la stomatite ulcéro-membraneuse qu'à la gangrène de la bouche : telle est sa deuxième observation, telle est surtout sa quatrième, recueillie par M. César Hawkins. Il est évident que dans ce dernier cas il s'agit d'une stomatite ulcéromembraneuse et nullement d'une gangrène. Dans la troisième observation, il s'agit d'une gangrène bien évidente, puisqu'elle détruisit toute la joue d'un enfant. Le chlorate de potasse ne sauva pas le malade ; mais Hunt crut reconnaître qu'il avait diminué la fétidité de l'haleine, favorisé la séparation de l'eschare, amélioré l'état de la bouche et relevé un peu les forces de l'enfant. Reste la 1re observation, qui paraît aussi un cas de véritable gangrène au début ; le

(1) *Medico-chirurg. Transactions*, 2ᵉ série, vol. VIII, traduit dans la *Revue médico-chirurg. de Paris*, t. I, p. 4 ; 1847.

chlorate de potasse eut un succès complet et rapide. Hunt déclare, du reste, qu'une expérience de vingt années, pendant lesquelles il a employé ce médicament avec le succès le plus invariable (pourvu que l'enfant ne fût pas trop épuisé), ne laisse plus chez lui le moindre doute sur sa valeur spéciale dans cette affection et quelques autres du même genre. Malheureusement ses descriptions font douter qu'il ait toujours eu affaire à des gangrènes et qu'il n'ait pas confondu cette affection avec la stomatite ulcéro-membraneuse, où en effet le chlorate de potasse donne les résultats les plus remarquables et les plus constants. Hunt emploie le chlorate à la dose de 20 à 60 grains par jour. « Ses bons effets, dit-il, se manifestent souvent dès le lendemain, et presque toujours dès le second jour ; l'odeur désagréable de l'haleine diminue bientôt, les ulcères reprennent de meilleurs caractères ; l'écoulement de la salive est moins abondant : et, s'il n'y a qu'une simple ulcération, elle guérit rapidement ; s'il y a une eschare, elle se sépare promptement, et la surface bourgeonne facilement. »

West, qui distingue bien la stomatite ulcéreuse de la gangrène de la bouche (noma, *cancer aquaticum*), dit, en parlant de cette dernière maladie (1) : « Dans les deux derniers cas que j'ai traités, j'ai employé le chlorate de potasse à l'intérieur ; mais je n'ai vu aucun résultat. Deux cas de noma, suites de fièvre, chez des enfants de douze à treize ans, ont été complétement guéris par le docteur Burrows, de l'hôpital Saint-Barthélemy, sans employer d'autres moyens locaux qu'un collutoire de chlorure de soude, mais avec une bonne diète, et l'administration du vin et du chlorate de potasse jusqu'à 10 grains toutes les quatre heures. »

En 1853, M. Babington (2) employa le chlorate de potasse dans une épidémie de gangrène de la bouche ; quinze enfants furent guéris en quelques jours ; un autre, traité

(1) West, *Lectures on the diseases of infancy childhood*, p. 323 de l'édition allemande de Berlin, 1853.

(2) *Dublin Journal of med.*, fevrier 1853, et *Bull. de thérap.*, t. XLIV, p. 327.

par les altérants et les toniques, n'était pas rétabli avant trois semaines. Malheureusement les descriptions laissent aussi douter s'il s'agit bien de gangrène de la bouche ou de stomatite couenneuse.

Nous n'avons pas eu nous-même, dans le courant de l'an dernier, d'occasion de traiter par le chlorate de potasse des gangrènes de la bouche bien constatées et d'une nature franche, comme nous en avions vu à l'hôpital des Enfants deux ans auparavant; cependant nous pouvons citer deux cas dans lesquels le chlorate a été administré.

Le premier a déjà été mentionné brièvement par M. Blache (1); voici l'observation.

Obs. I.—*Stomatite gangréneuse.*—Urso (Salvator), âgé de trois ans, entre le 14 janvier 1855 au n° 7 de la salle Saint-Jean (hôpital des Enfants malades). Atteint d'une bronchite et d'une diarrhée chroniques consécutives à une fièvre typhoïde datant de deux mois, il est bientôt pris, dans les salles, d'une rougeole qui se termine heureusement, mais qui augmente encore l'état de cachexie profonde où il est tombé; la toux et la diarrhée sont incoercibles.

Le 7 février, il est pris d'un gonflement œdémateux de la lèvre supérieure du côté droit, avec endurcissement de la lèvre et de la joue gauche; l'haleine est fétide, gangréneuse; les gencives noirâtres et ramollies autour des incisives et des canines. (Potion avec chlorate de potasse, 4 grammes; café avec extrait de quinquina, 2 grammes). Comme traitement topique, on se borne à toucher la lèvre avec le jus de citron. — Le soir, les gencives ont déjà meilleur aspect. — Le 8, le mieux se continue; l'haleine est moins fétide. — Même traitement.

Le 9, il n'y a plus de gonflement de la lèvre ni de mortification des gencives; il ne reste qu'un liséré blanc au bord gingival. — On cesse le chlorate de potasse, on continue le café et l'extrait de quinquina.

Le 12, il ne reste aucune trace de cette stomatite gangréneuse commençante.

Malheureusement l'état général, un instant meilleur, continua à s'aggraver; le dépérissement continua ses progrès. L'enfant présenta des signes de phthisie pulmonaire, et fut enlevé par une pneumonie le 26 février.

A l'autopsie, on trouva les poumons remplis de granulations grises, et creusés d'une quantité de cavernules.

Dans le second cas, dont l'observation n'a pas été prise jour par jour, il s'agit d'un enfant de deux ans (Lucien Gar-

(1) *Bullet. de thérap.,* t. XLVIII, p. 127.

nier), entré, le 16 juin 1855, au n° 29 de la salle Saint-Jean, atteint de bronchite et de diarrhée chronique depuis six mois, pris depuis quinze jours d'une stomatite couenneuse qui ne tarda pas à prendre un caractère gangréneux. On employa le chlorate de potasse à l'intérieur, et les cautérisations avec l'acide chlorhydrique fumant. L'enfant mourut le quatrième jour, sans soulagement apparent. Ce cas de stomatite couenneuse finissant par une gangrène ressemble à ceux de Hunt.

D'après ce qui précède, nous croyons que le chlorate de potasse à l'intérieur peut avoir une action utile dans la gangrène de la bouche, mais que des observations nouvelles sont nécessaires pour en bien spécifier les cas et le mode d'action.

Stomatite mercurielle.

M. Herpin, de Genève, a le premier (1) signalé en France l'utilité du chlorate de potasse, administré à l'intérieur, contre la stomatite mercurielle (2). Les succès obtenus par Hunt dans les affections gangréneuses de la bouche et par le docteur Chanal dans la stomatite ulcéreuse donnèrent à M. Herpin l'idée que ce remède pourrait bien être un spécifique des maladies de la bouche, et l'engagèrent à l'essayer dans la stomatite mercurielle : « Le succès dépassa mon attente, dit-il, et dès lors je n'ai pas cessé de l'employer, sans autre adjuvant que des moyens de propreté, dans tous les cas qui se sont présentés à moi ; je ne crois pas qu'il m'ait jamais fait défaut. Je l'ai toujours donné à l'intérieur seulement, à la dose de 2 à 4 grammes par jour. On réussit d'autant plus promptement dans la stomatite, qu'on attaque le mal à une époque plus rapprochée de son origine ; c'est,

(1) *Bulletin gén. de thérap.*, t. XLVIII, p. 26, janvier 1855.

(2) M. Lynn, cité par Henoch (*Deutsche Klinik*, 1850, n° 3), aurait déjà auparavant proposé l'emploi de ce médicament contre les ulcérations de la muqueuse buccale qui persistent après une longue salivation. Nous n'avons pu vérifier cette citation incomplète.

à l'ordinaire, un traitement de quatre jours, et même moins, si l'on s'y prend dès l'invasion, ce qui est chose facile en se tenant sur ses gardes. Les premiers signes à saisir sont un léger bourrelet sur le bord libre des gencives, et l'odeur de ces parties perçue au moyen du doigt indicateur passé sur le bord alvéolaire. Il est bien de s'être assuré d'avance de l'état des gencives comme terme de comparaison. »

M. Herpin rapporte, à l'appui de ce qu'il avance, une observation de stomatite mercurielle développée chez un enfant de six ans dans le cours d'une méningite tuberculeuse traitée par le calomel. Après avoir pris, en trois jours, 1^{gr},40 de calomel, qui n'avaient procuré que très peu d'évacuations, le petit malade a montré un léger bourrelet gingival avec odeur, mais sans rougeur ni salivation.

Le deuxième jour de la stomatite, il y a déjà gonflement et dentelure de la langue, ulcération, salivation; on commence le chlorate (2 grammes en vingt-quatre heures). Le troisième jour de la stomatite, deuxième du traitement, la salivation et les autres signes continuent à faire des progrès (4 grammes); le quatrième jour, troisième du traitement, amélioration notable (4 grammes); le cinquième jour, quatrième du traitement, les progrès de la guérison sont si marqués qu'on reprend le calomel (4 grammes de chlorate); le sixième jour, cinquième du traitement, tout est achevé.

M. Blache confirma bientôt ces succès, et publia (1) une nouvelle observation *in extenso*, où il s'agit d'une stomatite mercurielle développée dans le cours d'une angine couenneuse qui avait été traitée par le calomel à l'intérieur et les onctions mercurielles abondantes. Le cinquième jour de la maladie, la stomatite commença par le gonflement des gencives, la salivation, la fétidité de l'haleine; on se borna à suspendre les mercuriaux, et l'on continua à traiter l'angine par les cautérisations. Le sixième jour, la stomatite suivant son cours, on donna 3 grammes de chlorate de potasse; dès

___

(1) *Bulletin gén. de thérap.*, t. XLVIII, p. 124.

le lendemain, on observa une amélioration, et le troisième jour du traitement par le chlorate de potasse la stomatite mercurielle avait entièrement cessé. On peut remarquer que l'angine couenneuse, jusque-là rebelle au traitement très énergique qui avait été employé, entra franchement en voie de guérison en même temps que la stomatite mercurielle.

Une modification si heureuse de la stomatite en trois jours dans un cas et cinq dans l'autre était un résultat qui devait frapper l'attention des praticiens ; aussi parut-il bientôt de nouvelles expériences confirmatives de celles de MM. Herpin et Blache.

M. Demarquay publia bientôt (1) six observations recueillies chez des adultes. L'amélioration est notable dès le second ou le troisième jour ; du cinquième au huitième, les accidents ont disparu, et l'on peut reprendre le traitement mercuriel conjointement avec le chlorate de potasse, sans que la stomatite reparaisse ; dans un cas cependant (obs. 5), il y eut une récidive trois semaines après, et les accidents furent de nouveau enrayés par le chlorate de potasse. M. Demarquay insiste sur la nécessité d'intervenir de bonne heure avec le chlorate dans la salivation, et sur la possibilité de s'en tenir à de faibles doses.

M. Debout lui oppose des cas où le chlorate n'a agi qu'à des doses plus élevées (*ibid.*), ce qui n'a d'ailleurs aucun inconvénient.

Le chlorate a échoué deux fois entre les mains de M. Aran (*ibid.*) ; M. Bergeron (2) a expérimenté ce médicament dans deux cas où il ne lui a pas paru amener des résultats aussi marqués que ceux des observateurs précédents (durée de onze jours dans le cas le plus grave) ; mais, en revanche, nous pouvons invoquer le témoignage de M. Gubler et celui de M. A. Richard (communications verbales), entre les mains desquels ce traitement a fort bien réussi.

(1) *Bulletin gén. de thérap.*, t. XLVIII, p. 437.

(2) *Note sur l'emploi du chlorate de potasse dans la stomatite ulcéreuse.* Paris, 1855, p. 24 et suiv.

Je n'ai observé, pour mon compte, que deux cas de stomatite mercurielle développée incidemment chez des enfants soumis à un traitement par le calomel.

Obs. II. — *Scarlatine ; stomatite mercurielle.* — Martin (Édouard-Justin), âgé de onze ans et demi, entre le 8 décembre 1856 au n° 42 de la salle Saint-Jean (hôpital des Enfants malades). Cet enfant n'est atteint d'aucune maladie le jour de son entrée ; il a été reçu par commisération. Il ne tarde pas à payer le tribut, et, le 12 décembre, il est pris de vomissements et de fièvre, et dès le soir une éruption scarlatineuse se déclare. — Orge miellée, diète.

Le 13, l'éruption est très intense ; les amygdales sont gonflées et couvertes d'un exsudat pultacé ; fièvre et chaleur à la peau. — Orge miellée ; calomel, 0,01 gramme, et sucre, 2 grammes, divisés en 5 prises ; sinapismes, diète. — Le 14, même état, même traitement.

Le 15, l'éruption a disparu ; les amygdales restent gonflées, mais ne présentent plus de plaques pultacées. (Calomel, 0,01 gramme, en 5 prises ; 2 portions de lait.) Même traitement jusqu'au 20. Le calomel, à dose si minime, ne purge pas l'enfant ; il n'y a qu'une selle par jour. — Le 20, pas de selle. (Huile de ricin, 8 grammes.)

Le 21. Gingivite mercurielle ; gonflement des gencives ; liséré blanc très marqué aux gencives inférieures, surtout devant les incisives médianes ; le bord gingival supérieur est livide ; la muqueuse de la lèvre inférieure présente aussi des ulcérations blanches ; salivation prononcée. — Potion avec chlorate de potasse, 4 grammes. — Le soir, le bord gingival devient déjà plus rose et présente moins de gonflement.

Le 22, salivation moindre ; le bord gingival supérieur est devenu rose, l'inférieur présente encore un peu de liséré, mais le gonflement a disparu. — Même traitement.

Le 23. Plus de salivation ; le liséré blanc a disparu ; les gencives sont d'un beau rose, mais la sertissure des dents est toujours ulcérée. Il y a encore un peu d'ulcération sur la muqueuse inférieure, mais la couleur blanche a disparu. — Même traitement.

Le 25, la lèvre inférieure est guérie ; les gencives sont d'une bonne couleur ; plus de liséré blanc, mais encore un peu d'ulcération au bord gingival. — Même traitement.

Le 26, même état, même traitement. L'ulcération persiste deux ou trois jours.

Le 31, les gencives sont dans un excellent état ; il n'y a plus trace de la maladie. — Exeat le 2 février 1856.

Obs. III. — *Scarlatine ; stomatite mercurielle.* — Bazire (Armand), âgé de trois ans, entre le 14 décembre 1855 au n° 1 de la salle Saint-Jean (hôpital des Enfants malades). L'enfant était souffrant depuis quinze jours. Depuis quatre jours, il a la fièvre, il tousse et il a pris le lit. La nature de la maladie a été méconnue; on n'a pas vu d'éruption, et l'on a cru, en ville, qu'il s'agissait d'une fièvre typhoïde au début. Un vésicatoire a été appliqué au devant du sternum. Aujourd'hui 14, l'enfant présente un engorgement ganglionnaire cervical à gauche; les amygdales sont gonflées et rouges, mais il n'y a pas de fausses membranes. Il y a un peu de râle trachéal et de toux; pouls, 120. Une desquamation évidente dans le dos et sur la face fait reconnaître une scarlatine au déclin. — Orge miellée; potion avec chlorate de potasse, 4 grammes, comme préventive de l'angine.

Le 15, les amygdales ne présentent rien de nouveau, elles sont plutôt diminuées; la desquamation est encore plus évidente; le pouls est toujours à 120; peau très sèche et brûlante; face rouge. — Gomme sucrée, calomel, 0,01 gr.; sucre, 2 grammes, mêlés et divisés en 5 prises. — Le 16 et le 17, même traitement; le calomel produit à peine d'effet purgatif.

Le 18. Pouls, 132; l'engorgement ganglionnaire cervical gauche persiste encore, mais les amygdales ne sont plus gonflées. Rien dans la poitrine. — Traitement idem. — Le 19 et le 20. Pouls, 116; état général de même. On cesse le calomel, qui n'a pas produit d'effet purgatif notable. — Gomme sucrée, potion gommeuse simple; 2 portions de lait. — Le 21. Pouls, 120; chaleur et sécheresse de la peau; engorgement ganglionnaire cervical des deux côtés; amygdales rouges, un peu gonflées; pas de fausses membranes. — Traitement idem.

Le soir, gingivite mercurielle: lèvres encroûtées, gencives gonflées et d'un rouge foncé; le bord gingival est ulcéré, blanc jaunâtre. Au-dessous on observe une zone rouge, recouverte d'un léger liséré opalin. — Potion avec chlorate de potasse, 4 grammes. — Le 22 et le 23, il n'y a pas encore de modification. — Même traitement. — Le 24, les gencives sont devenues roses; le liséré opalin s'aperçoit encore, mais bien diminué; le bord gingival est toujours ulcéré; pouls, 84; pas de garderobes. — Lavement; continuer le chlorate. — Le 25. Encore un peu de liséré mercuriel, mais les gencives d'un beau rose. — Chlorate, 2 grammes. — Le 26, gencives pâles, toujours un peu gonflées et ulcérées; encore un petit liséré blanc, sans teinte opaline. — Le 27, plus de liséré, encore un peu d'ulcération du bord gingival inférieur.

Le 28. Pouls, 84; les gencives sont complétement guéries, l'état général est aussi meilleur.

Le 29, on suspend le chlorate. — Exeat le 3 janvier 1856.

Ces deux faits sont, comme on le voit, conformes à ceux que j'ai cités précédemment. Je noterai seulement, comme un des premiers signes de l'amélioration produite par le chlorate de potasse, le retour rapide des gencives à la teinte rose normale, bien différente de la teinte livide ou violacée qu'elles présentaient au début de la stomatite mercurielle. Ce changement de couleur de la muqueuse est l'indice d'une amélioration qui coïncide ordinairement avec la diminution de la douleur, de la tuméfaction des gencives et de la salivation ; l'ulcération du bord gingival peut persister quelques jours, et l'on voit ici qu'après l'amélioration notable produite les premiers jours, le médicament paraît ne plus agir autant sur ces derniers restes de la maladie. Nous aurons à faire les mêmes remarques à propos de la stomatite ulcéro-membraneuse (1).

M. Lasègue (communication verbale) a aussi employé le chlorate de potasse contre la stomatite mercurielle, mais d'une autre manière, sous forme de gargarismes et de collutoires concentrés, qu'il recommandait bien aux malades de ne pas avaler. Il fallait employer de l'eau chauffée à 30 ou 40 degrés, car le chlorate est très peu soluble à froid. Il a obtenu, par cette méthode, une amélioration notable de la stomatite mercurielle et de quelques affections scorbutiques des gencives. Ce médecin n'a jamais employé le chlorate de potasse à l'intérieur. Il serait intéressant de reprendre ces expériences d'une manière comparative, et de voir quelle est celle des deux méthodes qui réussit le mieux.

Enfin M. Herpin (*loc. cit.*) soulève une question importante, celle de savoir si le chlorate de potasse aurait une action contre les accidents chroniques de l'hydrargyrie, tels que le tremblement, les paralysies, ou s'il s'adresse uniquement à la bouche. Les analogies que nos études physiologiques nous ont fait reconnaître entre le chlorate de potasse et l'iodure de potassium peuvent faire penser qu'en effet le chlorate pourrait agir contre l'intoxication mercurielle en général ; cependant aucune expérience n'a encore prouvé qu'il en fût ainsi, et l'on trouve dans le *Bulletin de thérapeutique* un cas, peu concluant à la vérité, où ce médicament n'a pas donné de résultats favorables.

(1) M. Aran note comme un fait constant le nettoyage des dents, que nous avons nous même mentionné page 21.

Stomatite ulcéro-membraneuse.

Nous adopterons ici, avec MM. Rilliet et Barthez (1), le nom de *stomatite ulcéro-membraneuse* pour désigner la maladie que l'on a nommée *stomatite couenneuse*, *stomatite ulcéreuse*, *stomatite diphthéritique*, et quelquefois, par une confusion regrettable, *stomatite gangréneuse*. Le nom de *stomatite ulcéro-membraneuse* exprime bien, conformément à ce que nous avons observé chez les enfants, la nature mixte de cette maladie : il y a en effet une ulcération et une pseudo-membrane, mais un assez grand nombre de nuances peut en faire varier l'aspect : tantôt c'est l'aspect ulcéreux qui prédomine, bien que l'ulcération porte toujours un léger enduit blanc ; tantôt la pseudo-membrane prédomine à tel point qu'elle fait relief sur la muqueuse, et qu'il n'y a pas de dépression appréciable (voir ci-dessous notre observation 10). Pour ne pas multiplier les divisions, et chercher, parmi ces nuances si peu tranchées, dans quel cas la stomatite serait ulcéreuse et dans quel cas elle serait diphthéritique, nous conserverons le nom de *stomatite ulcéro-membraneuse*, qui ne préjuge rien, et qui suffit déjà à bien distinguer la maladie dont il s'agit d'avec la gangrène de la bouche ou la stomatite gangréneuse, dont elle diffère essentiellement.

Une division peut-être plus utile serait celle qui distinguerait, dans la maladie dont nous parlons, les ulcérations de la muqueuse des joues, des lèvres, de la langue et de celles des gencives et du bord alvéolo-dentaire. Les deux affections peuvent être parfaitement indépendantes l'une de l'autre ; on voit des gingivites ulcéreuses sans ulcérations pseudo-membraneuses sur les autres points de la muqueuse buccale, et l'on voit réciproquement des ulcérations pseudo-membraneuses sur la muqueuse des joues et des lèvres, sans que la maladie ait débuté par les

(1) *Traité des maladies des enfants*, 2ᵉ édition, 1853, t. I, p. 497.

gencives, comme le veulent, en règle générale, M. Taupin et MM. Rilliet et Barthez. Sur les 8 observations nouvelles que nous rapportons ci-dessus, 2 fois seulement la gingivite a été notée ; elle l'est au contraire 4 fois sur 5 dans les cas de M. Blache, et 6 fois sur 14 dans les cas de M. Bergeron. Mais il faut encore ici bien distinguer la gingivite ulcéro-membraneuse, qui consiste en des ulcérations recouvertes de fausses membranes, détruisant assez rapidement le tissu gingival pour déchausser les dents et mettre même à nu le bord alvéolaire de l'os maxillaire, de la pyorrhée alvéolo-dentaire, décrite par le docteur Toirac, et qui consiste en une ulcération de la sertissure des dents, avec la sortie d'un pus sanguinolent de l'intérieur de l'alvéole, par la pression de la gencive : cette maladie, très fréquente à l'hôpital des Enfants, presque générale dans l'armée, selon M. Bergeron, est de nature éminemment chronique, et si elle ébranle et déchausse les dents, elle le fait beaucoup moins rapidement que la stomatite ulcéro-membraneuse proprement dite. Cette affection n'est nullement modifiée par le chlorate de potasse, comme il résulte des observations de M. Blache, de M. Bergeron, et des nôtres. Elle cède, au contraire, aux applications topiques faites avec de la poudre de quinquina et de charbon, avec le chlorure de chaux sec ; mais ce qui nous a paru la modifier le plus rapidement est la cautérisation avec l'acide chlorhydrique fumant, appliqué avec un petit pinceau fin, de manière à préserver autant que possible les dents du contact de l'acide. Nous écartons complétement cette maladie de notre description.

La stomatite ulcéro-membraneuse n'occupe pas indifféremment tous les points de la cavité buccale ; ordinairement c'est à la face interne des joues, au niveau de l'arcade dentaire, dans le repli gingivo-buccal, sur la face interne de la lèvre inférieure, sur les gencives et souvent sur la langue, qu'on observe les ulcérations et les plaques membraneuses ; nous n'en avons jamais vu sur la voûte palatine. MM. Rilliet et Barthez ont constaté que, dans la majorité des cas, la stomatite n'occupe qu'un des côtés de la bouche : selon ces derniers auteurs, le côté gauche serait plus fréquemment affecté. Dans les observations que nous rapportons, 4 fois sur 8 elle a occupé le côté droit, 2 fois le côté gauche, 1 fois la lèvre inférieure toute seule, 1 fois les deux côtés de la bouche. Sur les 5 observations de M. Blache, une fois des deux côtés, une fois sur la lèvre inférieure à droite, une fois sur la joue droite, et deux fois sur la joue gauche. Sur 12 cas de M. Bergeron, 1 fois des deux côtés, 2 fois à droite, 6 fois à gauche, 3 fois sur la lèvre inférieure. Nous l'avons observée sur le bord de la langue 1 fois sur 8 (obs. 8) ; M. Blache, 3 fois sur 5, et M. Bergeron, à la face inférieure de la langue, 1 fois sur 12. Nous n'attachons pas grande importance à cette distinction, la maladie ne nous semble pas avoir plus de tendance à occuper un côté que l'autre ; il est plus vrai de dire que la lèvre inférieure en est plus souvent le siége que la lèvre supérieure.

Quoi qu'il en soit, la maladie se présente sous forme d'ulcérations que recouvrent des plaques pseudo-membraneuses ; la muqueuse environnante est ordinairement d'un rouge foncé, plus ou moins violacé. La grandeur des ulcérations varie depuis celle d'un petit aphthe gros comme un grain de millet jusqu'à celle d'une pièce de 2 francs, elles sont irrégulièrement arrondies, plus ou moins déchiquetées sur les bords, plus ou moins excavées ; quelquefois, au contraire, la fausse membrane fait relief. M. Bergeron, qui a observé dans les hôpitaux militaires, attache beaucoup plus d'importance à l'ulcération qu'à la fausse membrane ; il distingue soigneusement le *produit pseudo-membraneux* qui les recouvre de la diphthérite véritable. Les cas que nous avons observés chez les enfants nous portent à adopter une interprétation tout opposée. La fausse membrane a toujours existé blanche, blanc grisâtre ou blanc jaunâtre, un peu moins consistante sur les gencives, un peu plus sur les joues ; souvent j'ai pu détacher des lambeaux pseudo-membraneux assez considérables : plusieurs de ces produits d'exsudation ont été examinés au microscope par mon affectiönné maître M. Charles Robin, et constamment cet observateur les a trouvés constitués presque entièrement par de la fibrine, et identiques avec les fausses membranes du croup et de l'angine couenneuse. Enfin, nous verrons plus bas plusieurs cas dans lesquels le chlorate de potasse, faisant tomber rapidement la fausse membrane, est resté ensuite sans action sur l'ulcération sous-jacente (obs. 4, 6, 8, 11), fait que M. Bergeron lui-même a observé (*loc. cit.*, p. 40).

Nous nous sommes étendu assez longuement sur la description de cette maladie, parce qu'elle est assez peu connue, et parce que le chlorate de potasse a réussi contre elle entre les mains de tous les observateurs qui l'ont essayé; d'ailleurs, dans cette maladie, nous avons la lésion sous les yeux, et nous pouvons suivre parfaitement l'action du médicament.

Avant d'arriver au traitement, nous devons rappeler que tous les auteurs sont d'accord sur le caractère rebelle de cette affection, qui, sans être grave, est cependant très gênante et très douloureuse. La maladie n'a aucune tendance à guérir d'elle-même; MM. Blache (1), Hardy et Béhier (2), Barrier (3), s'accordent à dire qu'elle peut durer plusieurs mois, et l'on en trouve la confirmation dans les observations relatives au chlorate de potasse, qui ont été publiées dans ces derniers temps, et dans celles que nous rapportons nous-même. De plus, cette affection a une grande tendance à la récidive; un médicament qui triomphera rapidement d'une maladie de cette nature sera un médicament d'une valeur incontestable.

Le traitement employé antérieurement contre cette affection consistait en soins hygiéniques, en un régime tonique, et en applications topiques sur les parties malades.

(1) *Dictionnaire en 30 volumes*, t. XXVIII, p. 582.
(2) *Traité de pathologie interne*, t. II, p. 454.
(3) *Traité des maladies de l'enfance*, t. I, p. 641.

Les styptiques, les cautérisations avec le nitrate d'argent
ou l'acide chlorhydrique ont été employés avec succès ; le
chlorure de chaux en poudre, recommandé par le docteur
Bouneau, a joui aussi d'une juste faveur. Mais ces moyens
agissaient lentement, imparfaitement, les récidives étaient
fréquentes.

Si les cas déjà cités de Hunt et de Hawkins sont bien des
gangrènes, et non des stomatites ulcéreuses, West a le
premier employé, ou au moins nettement formulé l'emploi
du chlorate de potasse à l'intérieur contre cette maladie.
« Depuis, dit-il (1), que j'ai appris à connaître l'efficacité du
chlorate de potasse, je me borne exclusivement à ce moyen ;
il paraît ici mériter véritablement le nom de spécifique,
car déjà, du second au troisième jour, on remarque une
amélioration étonnante, et, du septième au dixième jour,
la guérison est complète. 3 grains, toutes les quatre heures,
dans une solution édulcorée, sont la dose convenable pour
un enfant de trois ans ; de huit à neuf ans, j'ai donné
jusqu'à 5 grains. En cas de constipation, on administre
d'abord un purgatif ; cependant le chlorate de potasse est
applicable à toutes les périodes de la maladie. »

En 1850, le docteur Henoch a publié (2) trois observations de stomatites ulcéro-membraneuses guéries par ce
médicament. Le docteur Chanal a lu, il y a quatre ans, à
la Société médicale de Genève, un mémoire où il rapportait
des succès semblables obtenus avec ce sel dans la stomatite
ulcéreuse.

Toutefois ce traitement était inconnu en France, et
MM. Rilliet et Barthez avaient seuls, dans leur ouvrage (3),
reproduit la formule de West, lorsque M. Blache publia le
résultat des expériences qu'il avait faites à l'hôpital des

---

(1) West, *Lectures on the diseases of infancy and childhood*, p. 355 ; édition
allemande de Berlin, p. 317.

(2) *Deutsche Klinik*, 1850, n° 3, et *Revue médico-chirurg. de Paris*, t. IX, p. 232.
1851.

(3) *Traité des maladies de l'enfance*, t. 1, p. 203.

Enfants (1) : « Sur 11 enfants atteints de stomatite ulcéro-membraneuse, dit ce médecin, 6 ont été traités par la cautérisation avec l'acide chlorhydrique fumant ou par le chlorure de chaux ; la durée moyenne du traitement a été de vingt jours, 5 ont pris le chlorate de potasse ; en cinq ou six jours la guérison a été complète, et il n'y a pas eu de récidive. » Après avoir donné les observations détaillées des cinq cas, M. Blache ajoute : « Ces exemples démontrent clairement l'efficacité du chlorate de potasse. Dès le second jour, les ulcérations se détergent, les fausses membranes disparaissent et ne se reproduisent plus ; la fétidité de l'haleine disparaît, et en cinq ou six jours la muqueuse se recouvre d'un nouvel épithélium ; il ne reste plus trace de maladie. Ainsi guérison rapide, sans récidive, mode de traitement d'une administration facile, ce qui mérite considération dans la médecine des enfants : tels sont les avantages que présente l'administration du chlorate de potasse dans la stomatite ulcéreuse, et qui doivent engager les praticiens à préférer son emploi à celui de la cautérisation. Par les cautérisations, la durée est longue, les récidives fréquentes, et, de plus, la douleur qu'elles font éprouver aux petits malades rend ces attouchements d'une extrême difficulté pour le médecin. J'ai donné le chlorate de potasse à la dose de 2 à 4 grammes dans un julep gommeux ; les enfants le prennent facilement et sans répugnance. A cette dose, je ne l'ai pas vu produire d'effets physiologiques appréciables ; il est parfaitement supporté, sans nausées, ni vomissements, ni diarrhées ; les fonctions digestives semblent activées, l'appétit est plus vif, et l'état général a paru s'améliorer.

Des résultats aussi significatifs devaient frapper vivement l'attention des praticiens, et, en effet, dans le cours de la même année, plusieurs faits nouveaux vinrent confirmer ceux de M. Blache. M. Barthez publia bientôt (2) deux

(1) *Bulletin de thérapeutique*, 15 février 1855. t. XLVII, p. 26.
(2) *Bulletin de thérapeutique*, t. XLVIII, p. 371.

observations de nouveaux succès dus au chlorate de potasse ; mais la première montrait un cas où ce médicament n'avait pas pu prévenir deux récidives, et l'on trouvera deux cas semblables dans les observations qui nous sont propres.

Plus tard parut l'excellent travail de M. Bergeron (1), qui observa de nombreux cas de stomatite ulcéreuse à l'hôpital militaire du Roule, et obtint les succès les plus marqués avec le chlorate de potasse dans 21 cas, sur lesquels il publie 12 observations entièrement confirmatives des faits de M. Blache et de M. Barthez. M. Frémy a aussi expérimenté dans les mêmes conditions (2), et a obtenu de nombreuses guérisons.

On peut remarquer dans les faits de M. Bergeron combien les cautérisations avaient été inutiles dans plusieurs cas (obs. 1, 7, 8, 9, 10), et combien le chlorate de potasse a amené une amélioration rapide. M. Bergeron constate toutefois que ce médicament, après avoir détergé les ulcérations en deux ou trois jours, est quelquefois ensuite impuissant à guérir l'ulcération sous-jacente (*loc. cit.*, p. 40) ; il s'est bien trouvé, dans ces cas, de le porter à des doses un peu plus fortes.

Enfin M. Aquilla Smith, de Dublin, a publié, au mois de juin dernier (3), un cas de diphthérite buccale traitée avec succès par le chlorate de potasse ; une application de sangsues avait été faite préalablement.

Nous allons à notre tour donner ici quelques observations nouvelles.

Obs. IV. — *Stomatite ulcéro-membraneuse.* — Toureudet (Alfred), âgé de six ans, entre le 12 février 1855 au n° 15 de la salle Saint-Louis (hôpital des Enfants malades).

Il a été atteint, il y a une quinzaine de jours, d'une gingivite légèrement couenneuse, guérie en quelques jours, du 13 au 21 janvier, par le chlorate

(1) *Note sur l'emploi du chlorate de potasse dans le traitement de la stomatite ulcéreuse.* Paris, 1855.
(2) Voy. Bergeron, *loc. cit.*, p. 42.
(3) *Dublin hospital Gazette*, et *Bulletin de thérapeutique*, t. XLVIII, p. 558.

de potasse. L'enfant nous revient aujourd'hui (13 février) avec une stomatite plus étendue. La muqueuse de la joue droite présente une ulcération large comme une pièce de 1 franc, et se prolongeant jusqu'à la commissure labiale; l'ulcération est recouverte d'une couche pseudo-membraneuse épaisse; les gencives sont en bon état. — Potion gommeuse avec chlorate de potasse, 4 grammes; pas de cautérisation ni de collutoires.

Les jours suivants, l'ulcération diminue, et, dès le 18, la fausse membrane a disparu cinq jours après le commencement du traitement; reste une ulcération simple, sur laquelle le chlorate de potasse est sans effet. Au bout de trois jours, on suspend l'usage de ce sel.

Deux jours après, on remarque sur l'ulcération un petit liséré couenneux. On reprend le chlorate de potasse. Pendant plusieurs jours, on voit disparaître et reparaître alternativement la fausse membrane. A la fin, il reste un petit sillon ulcéreux allongé, qui ne se cicatrise pas. Le 1er mars, on le touche avec la pierre infernale, et l'on continue le chlorate; au bout de deux jours, l'enfant est guéri. — Exeat le 8 mars.

Cette observation est remarquable, à cause de la double récidive et de l'extrême ténacité de la maladie; il s'en faut de beaucoup que le chlorate ait autant de difficulté à en triompher dans la majorité des cas. Ici ce médicament semble n'avoir aucune action sur l'élément ulcéreux de la maladie, tandis que l'ulcération qui reste à la fin guérit par deux cautérisations.

Obs. V. — *Stomatite ulcéro-membraneuse.* — Paour (Magnus), âgé de onze ans, entre le 25 juin 1855 au n° 20 de la salle Saint-Paul (hôpital des Enfants malades), avec une stomatite ulcéro-membraneuse datant d'un mois. Ulcération sur les deux joues; aucun traitement antérieur. Traitement par le chlorate de potasse exclusivement; guérison en cinq jours. — Exeat le 1er juillet.

Obs. VI. — *Stomatite ulcéro-membraneuse.* — Leblanc (Hippolyte), âgé de quatre ans entre, le 9 juillet 1855 au n° 11 de la salle Saint-Jean (hôpital des Enfants malades). Il est malade depuis quinze jours. La muqueuse de la joue gauche et de la lèvre inférieure présente, le 10 juillet, plusieurs ulcérations couvertes de pseudo-membranes. L'une d'elles est large comme une pièce de 2 francs. Le bord gingival est également ulcéré, blanc, un peu purulent. — Chlorate de potasse, 4 grammes; pas de cautérisation. — Le 12 juillet, diminution très notable des fausses membranes. — Le 14, elles ont disparu complètement. On continue le chlorate quelques jours; on le cesse le 18, et il n'y a plus alors ni fausses membranes ni ulcérations.

Le 22, récidive; l'ulcération s'étend en arrière, la joue est gonflée. — Chlorate de potasse, 3 grammes.

Le 23, l'ulcération a augmenté. — Chlorate de potasse, 4 grammes ; collutoire avec décoction de quinquina et liqueur de Labarraque ; cautérisation avec la pierre. — Le 26, l'ulcération diminue notablement. — Le 27, on cesse le collutoire, on continue le chlorate et l'on donne du vin de quinquina. — Le 29, l'ulcération est guérie, mais il reste de la gingivite. — On prescrit les collutoires avec le chlorure de chaux en poudre. — Guérison complète et exeat le 20 septembre.

Obs. VII. — *Stomatite ulcéro-membraneuse, suite de rougeole.* — Pierre (Léon), âgé de cinq ans, entre le 21 juillet 1855 au n° 46 de la salle Saint-Jean (hôpital des Enfants malades), atteint de rougeole. — La maladie a commencé il y a cinq jours, et l'éruption paraît aujourd'hui. La maladie suit son cours ; tout se passe bien.

Le 25 juillet. Pouls, 104 ; peau brûlante, sueur ; un peu d'engorgement des ganglions cervicaux droits ; on trouve sur la muqueuse de la joue droite une ulcération pseudo-membraneuse, large comme une pièce de 20 centimes. On touche avec la pierre, et l'on donne une potion avec chlorate de potasse, 4 grammes. — Le 26 et le 27, on continue le chlorate et l'on s'abstient de cautériser ; le pouls tombe à 96. — Le 28, l'ulcération a disparu ; plus de fièvre. — Le 29 et le 30, on continue le chlorate par précaution ; on cesse le 31. — Exeat le 5 août. Guérison parfaite.

Obs. VIII. — *Stomatite ulcéro-membraneuse.* — Deyzac (Eugène), âgé de cinq ans et demi, entre le 20 juillet 1855 au n° 6 de la salle Saint-Jean (hôpital des Enfants malades). — Depuis un mois, l'enfant est atteint d'une stomatite ulcéro-membraneuse, qui ne s'est nullement améliorée.

Le 21 juillet, on observe sur la muqueuse de la joue gauche, près de la commissure labiale, une ulcération grande comme une pièce de 1 franc, avec une plaque couenneuse ; le bord gingival de la mâchoire inférieure est également ulcéré et suppure. Traitement par le chlorate de potasse. L'amélioration marche assez rapidement les premiers jours, mais ensuite elle ne fait plus de progrès ; ce n'est que le 8 août que la plaque de la joue est complétement guérie. Il reste un peu de gingivite qui est très lente à guérir, et réclame l'emploi de l'acide chlorhydrique. — Exeat le 30 août.

Obs. IX. — *Stomatite ulcéro-membraneuse.* — Vernet (Louis), âgé de sept ans, entre le 2 août 1855 au n° 15 de la salle Saint-Jean (hôpital des Enfants malades).

Il a mal à la bouche depuis un mois ; aucun traitement n'a été suivi ; la maladie a toujours augmenté. Aujourd'hui on observe sur la muqueuse de la joue droite une longue ulcération, irrégulière, pseudo-membraneuse, parallèle à l'arcade dentaire ; la langue est profondément ulcérée sur le bord, du même côté. — Traitement par le chlorate de potasse, exclusivement.

Le 7 août, l'ulcération de la langue est cicatrisée, celle de la joue est détergée et n'offre plus de fausse membrane ; encore un peu d'ulcération.

Le 10, guérison complète. Exeat le 12.

Obs. X. — *Stomatite couenneuse.* — Dollos (Melchior), âgé de cinq ans et demi, entre le 26 octobre 1855 à l'hôpital des Enfants malades, salle Saint-Jean, n° 35. — Cet enfant, d'une jolie figure et d'un bon tempérament, est atteint depuis huit jours d'une stomatite ulcéro-membraneuse.

Le 27 octobre, on observe sur la muqueuse de la joue droite trois plaques pseudo-membraneuses, mais qui ne sont par déprimées et creusées comme on l'observe souvent ; il semble qu'il n'y a pas là d'ulcération. La plus grande de ces plaques est large comme une pièce de 50 centimes, et irrégulièrement ovale ; les autres sont plus petites et plus allongées ; l'une vient jusqu'à la commissure labiale. Il n'y a, du reste, aucune complication, et l'on n'emploie pas d'autre traitement que le chlorate de potasse, 4 grammes ; tisane amère ; bouillons, potages. — Le 29, les plaques commencent à se limiter, s'entourent d'une rougeur de bonne nature. — Même traitement. — Le 30, les plaques ont diminué très sensiblement. — Même traitement. — Le 31, elles sont réduites de plus de moitié. — Même traitement. — Le 1er novembre (5e jour), il n'y a plus de fausses membranes ; on voit le derme muqueux dénudé, un peu boursouflé. — Même traitement.

Le 2, tout se cicatrise. — Même traitement. — Le 4, la cicatrisation est parfaite. Exeat.

Obs. XI. — *Stomatite ulcéro-membraneuse.* — Hudet (Victor), âgé de cinq ans, entre le 4 mars 1856 au n° 45 de la salle Saint-Jean (hôpital des Enfants malades).

Il porte deux ulcérations à fond blanchâtre, larges comme un bouton de chemise, sur la face interne de la lèvre inférieure ; à côté des deux ulcérations principales, on observe aussi plusieurs petits points ulcérés. Il est du reste d'une constitution scrofuleuse, et actuellement atteint d'un eczéma du cuir chevelu et de la région temporale droite. Pendant trois jours on touche les ulcérations avec la pierre infernale, sans autre traitement ; ces ulcérations ne guérissent pas.

Le 8 mars, on donne 4 grammes de chlorate de potasse. — Le 9, la muqueuse s'égalise, les ulcérations sont moins profondes et d'un meilleur aspect. — Pouls, 96.

Le 10, la lèvre est presque guérie, sauf une ulcération, qui n'a plus du tout de profondeur ; la surface, excoriée et blanchâtre, est sur le même plan que le reste de la muqueuse.

Le 11, les ulcérations n'ont plus de profondeur ; leur surface, au lieu d'être blanchâtre, est du même rose que la muqueuse ; toutefois l'excoriation de l'épiderme persiste.

Les 12, 13 et 14, même état ; le chlorate de potasse, pris intérieurement, ne suffit pas à cicatriser l'excoriation. On suspend l'usage de ce sel à l'intérieur, et on l'essaie en applications topiques, trois fois par jour, avec une solution plus concentrée de chlorate (5 grammes pour 100 grammes d'eau).

Le 16, la guérison est complète. On suspend tout traitement. — Le 18,
l'excoriation a reparu, et elle est un peu blanchâtre en un point. — On
touche avec le nitrate d'argent. — Le 20, guérison complète.

Cette observation nous paraît être le type de la forme
ulcéreuse simple ; il n'y a pas de pseudo-membrane, mais
un enduit blanchâtre. Pourtant cet enduit blanchâtre disparaît rapidement ; mais l'excoriation reste, sans être modifiée par le chlorate de potasse : le traitement topique en
vient au contraire facilement à bout.

Les observations qui précèdent, en confirmant les résultats généraux obtenus par les praticiens que nous avons
cités, nous présentent quelques détails sur lesquels il con-
vient d'insister. D'abord la possibilité de la récidive et l'utilité de prolonger quelque temps l'usage du médicament
après la chute de la fausse membrane (observ. 4 et 11) ;
l'impuissance du chlorate de potasse contre la pyorrhée
alvéolo-dentaire (obs. 5 et 8) ; l'inutilité des cautérisations
au début (obs. 11) ; la modification rapide que le chlorate
imprime à la muqueuse buccale. En effet, dès le second
jour, et quelquefois dès la fin du premier, la muqueuse perd
sa coloration violacée pour prendre une couleur rose de
bonne nature. Ce bord déchiqueté de la fausse membrane se
régularise, la tuméfaction des parties diminue, bientôt la
fausse membrane se détache sur les bords, et du troisième
au cinquième jour elle tombe, quelquefois définitivement,
quelquefois pour être remplacée par une autre d'un diamètre plus petit. L'ulcération diminue en même temps que
la fausse membrane, son excavation disparaît, sa surface
revient sur le même niveau que le reste de la muqueuse.
Souvent l'ulcération guérit en même temps que la fausse
membrane tombe ; d'autres fois elle reste encore excoriée
pendant quelques jours, mais guérit rapidement ; enfin
d'autres fois (obs. 4, 6, 8, 11) elle reste absolument station-
naire, et le chlorate de potasse paraît tout à fait sans action
sur elle. La muqueuse présente alors en ce point une surface dénudée de son épiderme, tantôt légèrement excavée,

tantôt au contraire légèrement boursouflée et tomenteuse. En général, lorsqu'elle est dans cet état, l'ulcération diminue dans un de ses diamètres et tend à prendre la forme d'un liséré linéaire qui constitue une petite ulcération rebelle, laquelle a une grande tendance à devenir le point de départ d'une récidive, si l'on suspend le chlorate de potasse. Ce sel, pris à l'intérieur, n'amène pas la cicatrisation de cette ulcération linéaire; on en vient à bout en général par deux ou trois cautérisations avec la pierre. Le chlorate de potasse en solution concentrée et appliqué localement sur l'ulcération a eu une action favorable dans l'observation 11; quand tout est cicatrisé, la muqueuse a repris son aspect ordinaire, sauf quelques tractus pâles de tissu cicatriciel que l'on observe quelquefois.

La durée moyenne du traitement dans ces huit cas a été de trois à cinq jours pour amener la chute des fausses membranes, et de cinq à dix pour amener la guérison. Quand la guérison a tardé plus longtemps, c'est qu'il y a eu récidive ou bien complication de pyorrhée alvéolo-dentaire. Ces chiffres s'accordent parfaitement avec les moyennes admises par MM. West, Blache et Bergeron.

Dans nos observations, le chlorate a été administré à la dose de 2 à 4 grammes; dans celles de M. Barthez, à la dose de $0^{gr},50$ à $0^{gr},60$ seulement. La dose ne paraît pas avoir eu d'influence sur la rapidité de la guérison dans ces différents cas; les faits de M. Bergeron prouveraient cependant qu'il peut y avoir utilité à élever les doses, lorsque la cicatrisation se fait attendre. La dose a peut-être aussi quelque importance au point de vue de la récidive; mais de nouvelles expériences sont nécessaires pour juger la question.

La stomatite ulcéro-membraneuse a été pour nous un point de départ sur lequel nous avons insisté à cause de l'évidence des résultats du traitement par le chlorate, nous allons suivre maintenant l'action du médicament dans des maladies analogues.

M. Herpin avait pensé que le chlorate de potasse pour

rait bien être un spécifique des maladies de la bouche, d'après les succès obtenus contre la stomatite ulcéreuse et la stomatite mercurielle; ce que nous savons de son élimination rapide par la salive et la muqueuse buccale montre que cette idée n'a rien d'irrationnel. Toutefois c'était à l'expérience clinique à prononcer.

Aphthes.

On ne confond plus maintenant sous ce nom toutes les maladies de la muqueuse buccale, comme on le faisait à une certaine époque; on s'accorde aujourd'hui généralement à réserver ce nom, comme le font MM. Ribiet et Barthez, à une affection vésico-ulcéreuse des parois buccales, qui paraît avoir son siége dans les follicules mucipares. Cette affection est généralement très bénigne, et guérit par le traitement le plus simple; il est quelques cas cependant où les ulcérations aphtheuses, très nombreuses et très confluentes, deviennent très douloureuses pour le malade, gênent considérablement son alimentation, s'accompagnent d'un état général plus ou moins grave, et sont très longues à guérir.

Nous avons essayé le chlorate de potasse dans un cas de cette nature.

Obs. XII. — *Aphthes vésico-ulcéreux.* — Rossi (Louis-Dominique), âgé de six ans et demi, entre le 15 décembre 1855 au n° 46 de la salle Saint-Jean (hôpital des Enfants malades).

Cet enfant, aux cheveux roux, d'un tempérament lymphatique, est atteint depuis cinq jours d'une bronchite et d'aphthes ulcéreux, très petits et très confluents, sur la partie antérieure de la langue, ainsi que sur la face interne de la lèvre inférieure; les petites ulcérations, blanches et profondes, ont de 1 à 2 millimètres de diamètre; toute la muqueuse buccale est très douloureuse au toucher; pouls, 120; chaleur, moiteur; tousse beaucoup le 15 au soir. — Tisane de gomme sucrée chaude; potion avec chlorate de potasse, 4 grammes.

Le 16 et le 17, la bronchite va beaucoup mieux; l'état de la bouche ne se modifie pas. On continue le traitement par le chlorate de potasse, sans employer d'autre moyen. — Le 17 au soir, la langue et les lèvres prennent une teinte rose, les ulcérations perdent leur enduit blanc. — Même traitement.

Le 18, la langue se nettoie de plus en plus, les ulcérations ne paraissent presque plus ; les lèvres sont également nettoyées, mais les ulcérations conservent plus de profondeur et sont plus visibles que sur la langue. — Même traitement.

Le 20, les ulcérations ne présentent plus du tout d'enduit blanc, et elles n'ont plus de profondeur ; mais il reste une érosion de l'épiderme encore appréciable. — Potion gommeuse simple.

Le 21, plus d'ulcérations sur la langue ; il y en a encore deux de visibles sur la muqueuse de la lèvre inférieure.

Le 24, on distingue encore une petite ulcération allongée sur la pointe de la langue, c'est comme un petit liséré où l'épiderme fait défaut ; il y a une petite ulcération arrondie et de même aspect sur la lèvre inférieure. — Le 27, guérison complète. Exeat.

On voit qu'au troisième jour du traitement la maladie était déjà presque guérie. Ici encore les enduits blancs ont disparu, et les ulcérations ont perdu leur profondeur très rapidement ; mais la cicatrisation complète des excoriations s'est fait attendre dix à douze jours.

Le chlorate de potasse n'est donc pas à dédaigner dans ces cas, où l'on emploierait ordinairement un régime émollient très long à agir, ou des cautérisations toujours douloureuses.

Muguet.

Notre excellent maître M. Legroux a essayé le chlorate de potasse dans plusieurs cas de muguet déclarés épidémiquement dans son service de nourrices à l'Hôtel-Dieu. Ce sel n'a paru produire aucun résultat favorable : il semble, employé à l'intérieur à faibles doses, n'avoir pas d'action sur le cryptogame qui se développe alors sur la muqueuse buccale, ainsi que l'a démontré Berg (voy. aussi Ch. Robin, *Des végétaux qui croissent sur les animaux vivants*, p. 38). Ces expériences m'ont, du reste, donné l'occasion de constater sur deux nourrices, au moyen du réactif, que le chlorate passe rapidement dans la sécrétion lactée. Il pourrait être administré de cette manière aux enfants à la mamelle (1).

Dans le muguet et dans les aphthes, on obtiendrait peut-être de bons résultats de l'emploi topique de ce sel en solution concentrée. M. Legroux a employé sans succès un collutoire avec 4 grammes de chlorate pour 30 de miel.

Scorbut.

Nous avons dit que le chlorate de potasse avait été employé autrefois contre le scorbut par Thomas Garnett, de Glascow (2), et nous savons dans quelles idées. Il est assez curieux de voir revenir aujourd'hui à l'emploi de ce médicament contre le scorbut, en tant que maladie de la bouche. M. Frémy (3) rapporte que « deux malades, dont la stomatite ulcéreuse se compliquait d'accidents scorbutiques bien caractérisés, ont guéri plus lentement ; mais, chez tous deux, l'emploi un peu persistant du chlorate a paru amener une guérison du scorbut beaucoup plus rapide que la gravité des symptômes n'avait permis de l'espérer. Les heureux effets du chlorate ont été frappants surtout chez l'un de ces deux malades, qui avaient eu des hémorrhagies intestinales. Enfin, dans trois autres cas isolés de gingivite ulcéreuse, avec des accidents scorbutiques, la guérison a été plus tardive. » M. Bergeron (*loc. cit.*, p. 42, note) rapporte qu'une espérance semblable, éveillée chez lui par le succès du chlorate, dans son observation 6, ne s'est pas réalisée.

---

(1) Depuis que ce passage était écrit, un enfant né avant terme, à 7 mois, dans les conditions les plus déplorables, a été atteint de muguet et de sclérème. Il a été traité par le chlorate de potasse à l'intérieur, associé, il est vrai, à d'autres moyens, le massage des membres, etc. Il a guéri de sa double maladie. Le chlorate y est-il pour quelque chose ?

(2) *Bulletin des sciences médicales*, publié par la Société médicale d'émulation de Paris, t. II, p. 127, avec une observation à l'appui.

(3) *Note sur l'emploi du chlorate*, etc., par M. Bergeron, p. 42.

Toutefois, les faits de M. Frémy justifieraient de nouvelles expérimentations. Outre l'action spéciale du chlorate sur la bouche, il faut se rappeler ce que dit Chaussier de son action sur la résorption des ecchymoses.

Nous n'avons aucun fait qui nous soit propre sur cette question.

Angine couenneuse.

Les analogies pathologiques ont amené M. Blache à étendre son expérimentation de la stomatite couenneuse à l'angine couenneuse. En février 1855 (1), cet observateur disait : « Dans les angines couenneuses, j'ai expérimenté le chlorate de potasse, comme adjuvant du traitement local par les cautérisations ; je l'ai employé soit seul, soit associé au quinquina. Il m'a semblé que son action avait été efficace ; mais de nouveaux faits sont nécessaires pour pouvoir juger la question d'une manière positive. » Ces expériences ont été continuées jusqu'à ce jour, et j'espère, en rapportant les observations recueillies dans le service de M. Blache, montrer que les faits sont maintenant suffisants pour établir l'action utile du chlorate de potasse dans l'angine couenneuse (2).

Ces analogies pathologiques, que nous ne craignons pas d'invoquer, ne sont pas encore aussi évidentes pour tous les médecins. Nous avons vu avec quel soin M. Bergeron distinguait la stomatite ulcéreuse de la diphthérite ; cet au-

(1) *Bulletin de thérapeutique*, t. XLVIII, p. 427.

(2) Robert Thomas de Salisbury (*Médecine pratique*, trad. par H. Cloquet, t. I, p. 229. Paris, 1818) avait déjà proposé le chlorate de potasse contre l'angine maligne compliquée d'hémorrhagie. « Dans la première période de l'angine gangréneuse, il n'est pas rare, dit-il, de voir une hémorrhagie survenir par le nez, la bouche et les oreilles. Jamais un pareil écoulement n'est critique ; il augmente constamment le péril. Il faut tâcher de l'arrêter immédiatement, en administrant à l'intérieur les antiseptiques les plus puissants, déjà recommandés pour le typhus (acides végétaux et minéraux, muriate suroxygéné de potasse). » Cet auteur, qui croit à la désoxydation du chlorate de potasse, et lui attribue des propriétés antiseptiques et anti-hémorrhagiques, est amené à l'angine maligne par des analogies toutes différentes de celles qui ont guidé les praticiens modernes.

teur exprime en plus d'un endroit des doutes sur l'utilité du chlorate de potasse contre l'angine couenneuse, en avouant qu'il n'a pu l'expérimenter qu'une fois (*loc. cit.*, p. 29), dans une angine couenneuse, suite d'une fièvre continue bénigne, où le chlorate a été administré deux jours de suite sans succès. Nous croyons que si, dans ce cas, M. Bergeron avait insisté un peu plus longtemps sur ce moyen, le résultat aurait été plus évident. D'ailleurs, cet auteur nous présente, dans son observation 6 (p. 13), comme stomatite ulcéreuse, un cas qui est pour nous une angine couenneuse, puisque l'ulcération et la fausse membrane siégent sur le pilier postérieur droit du pharynx et sur la luette. Dans ce cas, le chlorate employé seul a parfaitement réussi. Nous trouvons de pareils doutes exprimés dans le *Bulletin de thérapeutique* (t. XLVIII, p. 558) à propos du cas de M. Aquilla Smith, de Dublin. Ces préventions théoriques se basent surtout sur la grande différence qui existe entre les enduits dits pultacés de la bouche et de la gorge et les véritables fausses membranes de la diphthérie. Pour nous, si nous voulons aussi raisonner *à priori*, nous répondrons que nous sommes en mesure d'affirmer que cette différence entre la pseudo-membrane vraie et la fausse est plus apparente que réelle. En effet, pendant le courant de l'année dernière, j'ai donné à M. Ch. Robin, pour les soumettre à l'examen microscopique, un assez grand nombre d'échantillons de ces diverses productions, depuis les fausses membranes rubanées et élastiques du croup jusqu'aux enduits pultacés de la bouche et des amygdales, qui présentaient le moins de cohésion, et constamment les fausses membranes du croup, de la trachéo-bronchite diphthéritique, celles de l'angine couenneuse à tous ses degrés, depuis la plus simple jusqu'à la plus maligne, celles de l'angine scarlatineuse, enfin, celles de la stomatite couenneuse, ont présenté à cet habile observateur une composition semblable, c'est-à-dire qu'elles étaient constituées par la fibrine presque pure, souvent un peu mêlée de détritus épithéliaux et de quelques globules de pus ou de sang. Les différences de cohésion, sur lesquelles on insiste tant, ne sont que des groupements moléculaires différents, et dans le plus petit grumeau pultacé, le microscope reconnaît la structure fibrillaire de la fibrine. Du reste, on sait que la fibrine, extraite du sang lui-même, présente d'assez grandes différences de cohésion et d'aspect ; tantôt, ce sera la surface lisse, la couche épaisse de la couenne inflammatoire formée par le repos ; tantôt les longs filaments élastiques obtenus par le battage d'un sang normal ; tantôt les filaments sans élasticité et sans ténacité qui constituent les caillots diffluents des grandes pyrexies ; quelquefois enfin, de petits grumeaux imperceptibles que le battage ne pourra réunir et qui se précipiteront. Ce dernier cas est rare, il est vrai ; mais nous en avons observé dernièrement un exemple remarquable avec M. Robin (voyez *Sur un cas de leucocythémie* ; comptes rendus de la Société de biologie, 8 décembre 1855). Si la fibrine du sang peut présenter de si grandes différences dans ses caractères extérieurs et dans son groupement moléculaire, doit-on s'étonner de retrouver les mêmes différences dans les diverses exsudations plastiques qu'elle constitue ?

On nous objectera que nous confondons ici des affections essentiellement différentes : le croup, l'angine couenneuse, l'angine scarlatineuse, la stomatite couenneuse. Nous répondrons que nous connaissons, aussi bien que personne, les profondes différences cliniques qui séparent ces diverses affections ; que nous approuvons les efforts qui tendent à les séparer par le diagnostic, et à rechercher les indications de traitement particulières à chacune de ces maladies ; mais qu'il n'en est pas moins vrai que toutes ces affections, très différentes, ont un point commun, un lien de parenté, lequel est l'exsudation plastique fibrineuse (1). La question de la

---

(1) Les exsudations plastiques observées sur les muqueuses, dans ces diverses maladies, ne sont pas identiques avec celles des séreuses. Dans les premières, il y a sortie d'un principe immédiat du sang à l'état de pureté, les exsudats formés ne s'organisent pas. Dans les séreuses, au contraire, il y a exsudation d'un plasma com-

spécificité de la diphthérite est une des plus hautes questions
de la pathologie générale, et, sans avoir ici la prétention de
la résoudre, nous dirons à ceux qui répugnent à admettre
cette spécificité, qu'on peut considérer l'exsudation plastique, l'ulcération, la suppuration, comme autant de modes
de terminaison de l'inflammation. qui peuvent se rencontrer
dans des maladies très différentes ; que nous ignorons encore
pourquoi telle maladie se termine par la suppuration, telle
autre par l'exsudation plastique ; que le siége anatomique
de la maladie, les constitutions épidémiques, ou les diathèses
individuelles, peuvent être également invoquées pour expliquer cette terminaison commune à des affections différentes ;
qu'il n'est pas irrationnel de penser qu'un médicament
pourra s'adresser à cet élément commun, qu'on veuille l'appeler spécificité, diathèse ou autrement, et que l'expérimentation clinique sera seule juge en pareil cas.

Mais rien n'est plus difficile à instituer qu'une bonne
expérience thérapeutique. Dans une maladie aussi grave
que l'angine couenneuse, il est rare que la conscience du
médecin lui permette de se borner à l'emploi d'un seul
moyen, et si plusieurs moyens sont employés à la fois, l'expérience cesse d'être concluante. Il y a dans l'angine couenneuse plusieurs degrés de gravité très différents : tantôt la
maladie est bénigne et ne s'accompagne pas d'un état général grave ; les fausses membranes sont blanches, parfaitement limitées ; il n'y a pas de fétidité de l'haleine, pas
d'engorgement des ganglions cervicaux ; dans d'autres cas,
la maladie, qu'on peut alors appeler *angine maligne*, débute
avec les symptômes les plus graves. Des fausses membranes,
d'un gris sale et d'un aspect gangréneux, envahissent toute
la gorge ; la fétidité de l'haleine est intolérable, et, dès le
début, apparaissent des engorgements ganglionnaires

plexe, où avec la fibrine se trouvent, dès le début, des éléments fibro-plastiques, des
fibres de tissu cellulaire, qui augmentent rapidement, de sorte que l'exsudat présente bientôt une organisation qu'on n'observe pas dans les produits diphthéritiques
(Ch. Robin).

énormes, qui amènent promptement la rubéfaction et la gangrène de la peau. Cette forme s'accompagne de l'état général le plus grave, d'une adynamie considérable, et le malade succombe rapidement, non pas suffoqué par les fausses membranes qui envahissent le larynx, comme l'admettent, d'une manière trop générale, MM. Rilliet et Barthez (1), car la trachéotomie ne sauve pas le malade, mais comme par l'effet d'une intoxication véritable. Tantôt enfin l'angine couenneuse est consécutive à une affection générale grave, la scarlatine, la fièvre typhoïde, et si elle est alors moins constamment fatale que l'angine maligne, c'est toujours une complication très sérieuse. Entre ces diverses formes, il existe des degrés intermédiaires, et cette maladie est tellement insidieuse, qu'on voit souvent une angine couenneuse, à peine accompagnée de fièvre, et sans état général grave au début, présenter tout à coup les symptômes les plus alarmants et avoir une terminaison fatale. Un signe auquel M. Blache attache une grande importance pour le pronostic, est l'engorgement des ganglions cervicaux ; mais il faut encore distinguer ici les ganglions sous-maxillaires, qui peuvent s'engorger dans les angines simples, et les ganglions parotidiens et cervicaux profonds, dont l'engorgement indique une angine grave. Dans l'angine maligne, la tuméfaction de ces derniers est extrême ; on les voit arriver souvent à suppuration, et la peau de la région parotidienne, tendue, luisante et rouge, se gangrène avec facilité. Toutes les fois que l'on voit une angine couenneuse avec engorgement ganglionnaire considérable, le pronostic est grave, on pourrait même dire fatal.

On comprend que pour expérimenter un médicament nouveau, dans une maladie de cette nature, il y avait deux manières de procéder : 1° L'essayer dans des cas très graves, concurremment avec d'autres moyens, dont malheureusement l'impuissance est trop souvent reconnue ;

____

(1) Ouvrage cité, p. 253.

mais alors, en cas de succès, auquel des moyens employés fallait-il attribuer la guérison? en cas d'insuccès, pouvait-on accuser le médicament d'être sans action utile, parce qu'il avait échoué dans un cas désespéré? On prouvait ainsi seulement qu'il n'était pas héroïque et ne réussissait pas constamment. 2° Choisir des cas très simples, employer le médicament, autant que possible, à l'exclusion de tous les autres moyens, et, enhardi par de premiers succès, l'essayer dans des cas de plus en plus graves. Ces deux modes d'expérimentation ont été suivis; nous relaterons d'abord les expériences faites dans les cas les plus simples, où l'on a pu employer le chlorate tout seul.

Obs. XIII. — *Amygdalite couenneuse.* — Legay (Marie-Martial-Alexandre), âgé de quatre ans et demi, entre, le 9 juin 1855, au n° 44, salle Saint-Jean (hôpital des Enfants malades). — L'enfant a mal à la gorge depuis cinq jours et avale très difficilement.

Le 10. On observe des fausses membranes sur les amygdales, ce sont de petites plaques diphthéritiques blanches bien limitées; il n'y a pas d'engorgement ganglionnaire cervical ni de symptômes laryngés; le fond du pharynx n'est pas trop enflammé; l'angine est limitée aux piliers et aux amygdales. Fièvre modérée; pouls, 100. — Potion avec chlorate de potasse, 4 grammes; on s'abstient de cautériser.

Dès le troisième jour, les amygdales commencent à se nettoyer de leurs fausses membranes, le pouls est retombé à 80. — Le 15, il ne reste presque plus de fausses membranes.

Le 16, les fausses membranes ont tout à fait disparu, les amygdales restent gonflées et un peu rouges. — Exeat le 21 juin; excellent état.

Ce cas est le plus bénin de tous ceux que nous avons observés; il était bien choisi pour une première expérience.

Le cas suivant est déjà un peu plus grave.

Obs. XIV. — *Angine couenneuse.* — Lejeune (Joseph), âgé de trois ans et demi, entre, le 22 octobre 1855, au n° 2 de la salle Saint-Jean (hôpital des Enfants malades). Depuis deux jours, il est atteint de mal de gorge, et on constate, à son entrée, une large plaque pseudo-membraneuse sur l'amygdale droite; les piliers, la luette et l'amygdale gauche, sont d'un rouge violet, mais sans fausse membrane; pouls, 120, fort, résistant; inspirations, 21; pas de complication laryngée, un peu d'engorgement de la région sous-maxillaire droite. — Orge miellée; chlorate de potasse, 4 grammes.

Le 23. L'amygdale est dans le même état, mais la muqueuse voisine est d'un plus beau rouge, teinte rouge hortensia, au lieu de la teinte violette qu'elle présentait hier ; pouls, 116, encore assez vibrant ; respiration bonne. — Même traitement.

Le 24, état bien meilleur ; l'amygdale droite porte encore sa plaque pseudo-membraneuse, mais elle se détache sur les bords, et la muqueuse voisine a repris une bonne couleur rose ; le pouls est à 112, la respiration très calme.

Le 25. Pouls, 96 ; l'amygdale se déterge, la fausse membrane est réduite de moitié. — Le 28. Il n'y a plus de fausses membranes (on suspend le chlorate) ; l'amygdale reste tuméfiée quelques jours. — Exeat le 8 novembre ; guérison complète.

Obs. XV. — *Angine couenneuse.* — Decamps (Adolphe-Charles), âgé de cinq ans et demi, couché au n° 16, salle Saint-Paul (hôpital des Enfants malades), entré à l'hôpital depuis plus de trois mois, et abandonné par ses parents, bien qu'il ne soit plus malade depuis longtemps, est pris, le vendredi 8 février 1856, de fièvre, avec difficulté d'avaler et vive rougeur des amygdales.

Le 9. Les amygdales sont couvertes de plaques pseudo-membraneuses un peu jaunâtres ; les ganglions cervicaux sont déjà légèrement engorgés ; la fièvre persiste. On prescrit une potion gommeuse avec 4 grammes de chlorate de potasse, et on s'abstient de cautériser. — Le 10. L'état de la gorge n'est pas sensiblement modifié, mais l'enfant est sans fièvre. — Même prescription.

Le 11. Pas de fièvre ; les amygdales sont toujours plaquées de fausses membranes, mais la muqueuse des piliers est d'une bonne couleur rose. — Le 12, les amygdales commencent à se nettoyer ; pas de fièvre.

Le 13. Les amygdales sont presque entièrement nettoyées ; elles reprennent une bonne couleur rose, et ne présentent plus qu'un léger voile pseudo-membraneux blanchâtre. — Le 14, plus rien sur les amygdales. — Le 15 et le 16, excellent état. — Le 21, l'enfant quitte l'hôpital pour passer aux Enfants-Trouvés.

Obs. XVI. — *Angine couenneuse.* — Saillant (Louis), âgé de onze ans, entre, le 12 février 1856, au n° 39 de la salle Saint-Jean (hôpital des Enfants malades). L'enfant a mal à la gorge depuis huit jours ; cependant il a continué d'aller à l'école jusqu'à ce jour.

Le 13. Pouls, 112 ; moiteur ; pas d'éruption ; la gorge est très douloureuse ; les amygdales gonflées présentent des plaques pseudo-membraneuses, abondantes surtout sur l'amygdale droite ; pas d'engorgement ganglionnaire. — Potion avec chlorate de potasse, 4 grammes ; injection dans la gorge avec l'eau d'orge additionnée de lait.

Le 14. Pouls, 100-104 ; pas de chaleur ; l'amygdale gauche est nettoyée ; la droite porte encore des fausses membranes, mais elle est déjà dans un état meilleur. — Le mieux se soutient; plus de fièvre; l'amygdale droite est presque nettoyée. — Le 16, la guérison est complète. — Le 17, exeat.

Dans les quatre cas qui précèdent, le chlorate a été employé seul; on voit avec quelle rapidité il a amené la guérison. La sédation du pouls et la cessation de la fièvre se sont produites constamment; la modification de la muqueuse, son retour à la couleur rose normale, la chute des fausses membranes, se sont présentées comme dans la stomatite couenneuse.

Dans les observations 2 et 3, il y avait un engorgement ganglionnaire qui pouvait faire craindre une angine grave.

Dans les deux cas qui vont suivre, la cautérisation a été employée une fois au début; mais le succès n'en est pas moins évidemment dû au chlorate de potasse.

Obs. XVII. — *Angine couenneuse.* — Carré (Albert), âgé de neuf ans, entre, le 3 mars 1856, au n° 14 de la salle Saint-Jean (hôpital des Enfants malades). Il a mal à la gorge depuis six jours, et dit avoir pris la maladie de son frère, qui est malade depuis plus longtemps et n'est pas encore guéri. Pour lui, il a commencé à souffrir de la gorge il y a six jours, avec difficulté à avaler et fièvre. On l'a déjà fait vomir avec de l'ipéca. Dès le soir de son entrée à l'hôpital, on constate des fausses membranes sur les amygdales, et on cautérise avec le nitrate d'argent.

Le 5. Pouls, 104; engorgement ganglionnaire cervical à droite, rien à gauche; l'amygdale droite est couverte d'une plaque pseudo-membraneuse épaisse, grise; l'amygdale gauche porte une petite plaque ainsi que la luette; la voix n'est pas altérée; pas de toux. — Gomme sucrée; potion avec chlorate de potasse, 4 grammes.

Le 6. La muqueuse a repris une teinte rosée à droite, mais la plaque pseudo-membraneuse existe encore; pouls, 96; état général sensiblement meilleur; engorgement ganglionnaire diminué. — Chlorate de potasse, 4 grammes.

Le 7. La muqueuse est d'une bonne couleur; l'amygdale droite est encore boursouflée, mais la plaque pseudo-membraneuse est extrêmement diminuée; l'amygdale gauche est entièrement nettoyée, ainsi que la luette; il ne reste qu'un peu de rougeur; état général très bon, plus de fièvre. — Même prescription.

Le 8. Plus de fausses membranes; l'amygdale droite est encore un peu tuméfiée, mais d'un beau rose; l'engorgement ganglionnaire a disparu. On suspend le chlorate de potasse; gargarisme avec acide oxalique, 40 centigrammes; une portion d'aliments. — Le 9. Très bon état; les amygdales sont d'un rose normal, à peine tuméfiées. — Exeat, 15 mars; guérison complète.

Obs. XVIII. — *Angine couenneuse, suite de scarlatine.* — Braconnier (Eugène-Napoléon), âgé de deux ans, entre, le 25 juillet, au n° 27 de la salle Saint-Jean (hôpital des Enfants malades). — Cet enfant a la diarrhée depuis quinze jours ; mais, le jour de son entrée à l'hôpital et les jours suivants, on ne trouve chez lui aucune maladie.

Le 30 juillet, il est pris de la scarlatine, qui règne endémiquement dans la salle. L'éruption est modérée, et visible surtout dans les régions dorsale et lombaire; peu de fièvre, peu d'angine. Pendant huit jours, l'enfant reste à peu près dans le même état ; l'éruption disparaît, les symptômes sont modérés, mais la fièvre persiste.

Le 7 août. Pouls, 144 ; peau brûlante. Rien à l'auscultation de la poitrine. On découvre sur l'amygdale gauche une petite plaque pseudo-membraneuse. — Chlorate de potasse, 2 grammes; le soir, on cautérise l'amygdale avec la pierre.

Le 8. L'amygdale gauche porte encore une ulcération membraneuse ; pouls, 120. — Chlorate de potasse, 2 grammes

Le 9. Pouls, 92; même état de l'amygdale. — Chlorate de potasse, 2 grammes.

Le 10. La voix est altérée; l'amygdale gauche est toujours plaquée ; il y a un peu d'engorgement ganglionnaire cervical; les fosses nasales laissent couler un flux de mucosités claires ; il y a des râles muqueux partout ; pouls, 136. — Potion vomitive; chlorate de potasse, 2 grammes.

Le 11. L'enfant a bien vomi ; l'écoulement nasal a diminué; la respiration est assez libre, la toux grasse ; l'amygdale est presque nettoyée.

Le 12. Pouls, 120; état général meilleur ; toux grasse; plus de fausses membranes sur l'amygdale gauche. On suspend le chlorate; potion vomitive.

À partir de ce jour, l'angine est terminée, mais l'enfant est très affaibli et très longtemps à se remettre de sa bronchite. — Exeat le 30 septembre.

Dans les deux observations suivantes, la cautérisation a joué un plus grand rôle ; mais on peut remarquer que la guérison n'a pas marché plus vite que dans les cas où le chlorate seul était employé.

Obs. XIX. — *Angine couenneuse.* — Lefebvre (Léon-Paul-Édouard), âgé de cinq ans et demi, entre, le 31 octobre 1855, au n° 39 de la salle Saint-Jean (hôpital des Enfants malades). Cet enfant, blond, pâle et lymphatique, appartenant à un orphelinat du quartier Saint-Jacques, où les affections diphthéritiques paraissent endémiques, est atteint de mal de gorge depuis deux jours.

Le 22 octobre. Pouls, 96; peu de chaleur à la peau, mal de tête; les amygdales sont volumineuses et plaquées de fausses membranes épaisses surtout sur l'amygdale droite et sur les piliers. — Potion avec chlorate de potasse, 5 grammes; cautérisation avec le nitrate d'argent.

Le 23. Pouls, 116; chaleur modérée; les amygdales n'ont pas changé depuis hier; la fausse membrane est seulement devenue noirâtre, par suite de la cautérisation; un peu d'engorgement ganglionnaire cervical à droite. — Chlorate, 4 grammes; même cautérisation.

Le 24. Pouls, 120; chaleur et rougeur faciale; l'engorgement ganglionnaire n'a pas augmenté; il y a encore des fausses membranes. — Même traitement.

Le 25. Pouls, 120; l'enfant est pâli et moins brûlant; les fausses membranes, restreintes aux amygdales, commencent à s'exfolier. — Même traitement.

Le 26. Il n'y a plus que de la rougeur et du gonflement. — Pas de cautérisation; chlorate, *idem*. — Le 27 et le 28, le mieux se continue.

Le 29. Plus rien sur les amygdales, qui sont revenues presque à l'état normal; l'engorgement du cou a disparu. — On cesse le chlorate et on donne des aliments. — Le mieux se maintient les jours suivants. — Exeat le 5 novembre 1855. Bon état local, mais l'enfant est encore bien pâle et bien affaibli.

Non-seulement la cautérisation n'a pas hâté la guérison, dans ce cas; mais, outre qu'elle masquait l'action locale du chlorate, elle a semblé contrarier son action générale : ici nous voyons pour la première fois le pouls s'élever, au lieu de s'abaisser, et l'état général s'aggraver un moment.

Obs. XX. — *Angine couenneuse.* — Costa (Michel), âgé de douze ans et demi, entre, le 9 novembre 1855, au n° 40 de la salle Saint-Jean (hôpital des Enfants malades). Cet enfant, blond, un peu lymphatique, est déjà entré il y a deux mois au n° 39, même salle, pour une fièvre typhoïde; il est sorti le 21 octobre.

Aujourd'hui, 10 novembre, il a mal à la gorge depuis trois jours, il présente un engorgement ganglionnaire cervical, douloureux à la pression; l'amygdale droite est plaquée d'une fausse membrane grisâtre, large comme une pièce de 1 fr.; l'amygdale gauche l'est beaucoup moins; pouls, 116; pas de maux de tête, mais agitation la nuit; douleur modérée en avalant; pas de douleur de ventre; une garde-robe hier; pas de toux ni d'oppression. — Potion de chlorate de potasse, 4 grammes; cautérisation avec le nitrate d'argent. — Le soir, il est très souffrant. — Le 11. Pouls, 88; plaque diphthéritique très large sur l'amygdale droite; l'engorgement ganglionnaire est moins considérable et moins douloureux au toucher. — Même traitement.

Le 12. Amélioration très notable, la fausse membrane s'exfolie; l'engorgement ganglionnaire diminue. — Plus de cautérisation; chlorate, 3 grammes. — Le 13. Pouls, 88; plus de fièvre ni d'engorgement cervical; les amygdales sont presque nettoyées. Le 14. Amygdales encore rouges, mais très bien nettoyées; l'état général est excellent. On supprime le chlorate. — Le 21, il ne reste plus trace de la maladie. Exeat le 25 novembre.

Dans cette observation, la cautérisation n'a paru ni hâter ni retarder l'action du chlorate.

Dans l'observation qui va suivre, on n'a pas employé les cautérisations, mais seulement un régime tonique comme adjuvant de l'action du chlorate.

Obs. XXI. — *Hémiplégie congénitale; scarlatine, pneumonie droite, angine couenneuse.* — Gombert (Justin), âgé de cinq ans, entre le 7 décembre 1855, au n° 4 de la salle Saint-Jean (hôpital des Enfants malades). Cet enfant, atteint d'une hémiplégie congénitale, a eu, il y a six semaines, un abcès des fosses nasales, qui a été ouvert dans le service de M. Guersant. Il a été chloroformisé à cette occasion, et à la suite il a eu un accès de délire assez violent. Quinze jours après (il y a un mois), il a eu la scarlatine, il a langui depuis ce temps, et aujourd'hui il entre dans le service de M. Blache avec une pneumonie droite. Le pouls est à 130, la langue est d'un jaune sale; du côté droit de la poitrine, on constate de la matité et du souffle. — Gomme sucrée; potion stibiée, 10 centigrammes; vésicatoire.

Le 9. Râle crépitant de retour, plus de souffle. — Potion avec poudre d'opium, 0,50, tartre stibié, 0,02. — Le 10, le mieux se continue. — Même traitement. — Du 10 au 24, l'enfant va mieux, il prend seulement une potion expectorante.

Le 25. Fièvre intense, pouls, 120; engorgement ganglionnaire cervical; la gorge est tellement remplie de mucosités épaisses, qu'on ne peut voir s'il y a des fausses membranes. — Potion vomitive.

Le 26. *Angine couenneuse* confirmée; plaques pseudo-membraneuses grandes comme une pièce de 50 centimes sur les deux amygdales; fétidité extrême de l'haleine; engorgement ganglionnaire cervical des deux côtés, mais plus prononcé à droite; pouls, 124. — Gomme sucrée; potion avec chlorate de potasse, 4 grammes; café et extrait de quinquina, 19 grammes; pas de cautérisation; deux portions de lait.

Le 27. Pouls, 108; moins de chaleur, état général meilleur, engorgement ganglionnaire diminué, cou moins douloureux, l'haleine est toujours fétide; fausse membrane épaisse sur toute la luette et la partie voisine du voile du palais; celles des amygdales commencent à se détacher. — Même traitement.

Le soir, état meilleur ; l'enfant lui-même dit qu'il se trouve mieux ; la fausse membrane se détache par lambeaux, l'engorgement ganglionnaire diminue encore ; pouls, 108-112 ; pas de toux, rien à l'auscultation ; pas de diarrhée.

Le 28. Pouls, 108 ; pas de chaleur à la peau ; l'engorgement ganglionnaire a presque disparu à gauche, il a diminué à droite. La muqueuse du palais a pris une bonne teinte rose, la fausse membrane se détache, celle de la luette se dépouille de la base vers la pointe, comme un doigt de gant qui se retournerait sur lui-même. — Même traitement.

Le 29. État général bon ; pouls, 100 ; la luette est toujours revêtue de fausses membranes ; les fausses membranes des amygdales ont disparu ; l'engorgement ganglionnaire est indolent. — Même traitement.

Le 30. Plus de fausses membranes que sur la luette, qui elle-même en est presque nettoyée ; engorgement ganglionnaire presque disparu. — Chlorate de potasse, 3 grammes, café, quinquina. — Le 31. Plus de fièvre, plus d'engorgement ganglionnaire, plus de fausses membranes, encore un peu de rougeur. — Même traitement. — Les 1er, 2, 3 janvier, le mieux se soutient ; on cesse le chlorate. — Exeat le 13 janvier 1856.

Voilà certainement un cas bien grave, si l'on songe à toutes les maladies qui avaient précédé l'angine et à l'intensité des symptômes par lesquels elle avait débuté. Il n'y a pas eu de cautérisation, et le chlorate a agi rapidement ; le quinquina a été ici un adjuvant utile, mais ce n'est pas à lui qu'on peut attribuer la modification de l'angine.

Dans les observations suivantes, nous n'avons pas été si heureux.

Obs. XXII. — *Diarrhée chronique ; angine couenneuse et coryza couenneux, rougeole. Mort.* — Decon (Élie), âgé de onze ans, entre, le 2 juin 1855, au n° 30 de la salle Saint-Jean (hôpital des Enfants malades). Depuis trois mois, il est atteint d'une diarrhée que rien n'a pu arrêter. On essaie de modifier ses digestions et de lui rendre des forces au moyen de la pepsine. Quelques jours après, la diarrhée cesse ; mais, le 6 juillet, elle revient avec une grande abondance ; on renonce à la pepsine. — Gomme sucrée ; potion avec extrait d'opium, 0,01 gramme ; sous-nitrate de bismuth ; panades.

Le 7 juillet au soir. L'enfant a beaucoup d'oppression et d'enchifrènement ; *coryza couenneux.* — Chlorate de potasse, 1 gramme. — Le 8. L'enfant a mouché deux fausses membranes épaisses ; on a observé une plaque pseudo-membraneuse sur l'amygdale droite. — Chlorate de potasse, 3 grammes ; injections d'eau tiède dans le nez et dans la gorge.

Le 9. Les injections ont détaché du nez beaucoup de fausses membranes très épaisses ; l'amygdale droite est dans le même état ; la voix et la toux ne sont pas altérées, mais la *reprise*, après la toux, est un peu sifflante; la diarrhée a diminué. — Chlorate, 2 grammes; insufflation de calomel; injection d'eau; un quart de lavement laudanisé. — Le 10, même état, même traitement.

Le 11. L'amygdale est nettoyée, sauf un petit point blanc; on ne voit plus de fausses membranes à l'entrée des narines. — Même traitement, sauf les injections et les insufflations de calomel. — Le 12. Même traitement; l'amygdale est toujours gonflée; plus de diarrhée. On cesse le lavement.

Le 13. L'amygdale est occupée par une ulcération étendue; fièvre. — Potion avec chlorate, 3 grammes; solution concentrée du même sel (1/30) pour toucher l'amygdale. — Le 15. L'application topique du chlorate n'a produit aucun résultat. — Cautérisation avec le nitrate d'argent; potion avec chlorate, 3 grammes.

Le 16. Les deux amygdales sont ulcérées. — Nouvelle cautérisation; potion avec chlorate, 4 grammes. — Dans la journée, éruption rubéolique. — Le 17. Apâlie; pouls, 156, assez résistant; l'éruption a disparu; la face est pâle, cyanosée; l'haleine fétide; la voix et la toux un peu éteintes; fausses membranes au fond du pharynx; râles muqueux des deux côtés de la poitrine. (Potion vomitive qui ne produit pas d'effet.) Mort à onze heures du matin.

Autopsie quarante-cinq heures après la mort. — Teinte grise et livide de la muqueuse pharyngienne et laryngienne; les amygdales ne présentent plus que des traces de fausses membranes; pas de fausses membranes dans le larynx, rien à la muqueuse bronchique. Les poumons sont livides (peut-être un peu de putréfaction) et ne sont pas fortement congestionnés, mais ils présentent de nombreux noyaux de pneumonie lobulaire noirâtres, infiltrés de sérosité et un peu ramollis.

L'intestin grêle présente de nombreuses plaques de Peyer à l'état de plaques *gaufrées* (tuméfaction, rougeur modérée, pas de traces d'ulcération ni de cicatrisation); ganglions mésentériques engorgés; rate fortement congestionnée, mais dure et consistante. Dans le gros intestin, quelques arborisations simples.

La multiplicité des lésions organiques, la succession de plusieurs maladies graves, un état général profondément débilité, ont amené la mort de l'enfant. On peut voir, du reste, que l'angine et le coryza couenneux avaient été favorablement modifiés.

Obs. XXIII. — *Angine maligne*. — Jamin (Arthur), âgé de cinq ans, entre, le 4 décembre 1855, au n° 20 de la salle Saint-Jean (hôpital des Enfants malades).

Pris il y a quatre jours d'un violent mal de gorge; dès le lendemain est survenu un engorgement ganglionnaire du côté gauche du cou ; fausses membranes abondantes sur les amygdales et la luette. — Potion avec chlorate de potasse, 4 grammes, dès le soir de son entrée.

Le 5. Pouls, 124 ; inspirations, 34 ; engorgement ganglionnaire énorme à gauche. Toute la gorge est tapissée de fausses membranes d'un gris sale. La déglutition est difficile, mais la voix persiste ; il n'y a pas de suffocation ; rien à l'auscultation ; haleine très fétide. — Solution avec chlorate de potasse, 4 grammes ; cautérisation matin et soir avec le nitrate d'argent.

Le 6. Un peu moins de fièvre. L'état de la gorge est le même, ainsi que l'engorgement ganglionnaire. — Même traitement. — Mort dans la nuit du 6 au 7.

Autopsie. — Fausses membranes sur le voile du palais, la luette, les amygdales, les piliers postérieurs et les replis aryténo-épiglottiques. Toute la muqueuse est noire, par suite des cautérisations. Rien dans le larynx, rien aux poumons. L'engorgement ganglionnaire du cou est déjà notablement diminué ; la région ne présente qu'une simple hyperémie des ganglions. (Cette disparition de l'engorgement ganglionnaire est un fait très fréquent après la mort, quand les ganglions ne sont pas arrivés à suppuration.) Rien dans l'abdomen, qu'un état assez singulier du foie, état gras partiel formé de petits îlots graisseux (le microscope montre que c'est bien l'état gras).

Cette observation est un type de l'angine couenneuse maligne. La mort survient comme par une intoxication ; il n'y a pas de suffocation ni d'accidents laryngés ; la trachéotomie serait impuissante.

Obs. XXIV. — *Angine couenneuse, compliquant une fièvre typhoïde grave. Mort.* — Ribillard (Jules-François), âgé de quatorze ans, entre, le 6 février 1856, au n° 35 de la salle Saint-Jean (hôpital des Enfants malades).

Il est atteint d'une fièvre typhoïde du caractère le plus grave. A la fin du mois de février, elle s'est compliquée d'une otorrhée et d'un écoulement nasal incessant ; la surdité se déclare, et l'enfant est dans une prostration extrême. Depuis plusieurs jours il a été mis aux toniques, à l'extrait de quinquina et au sulfate de quinine.

Le 2 mars, il est pris d'angine couenneuse et de muguet. Les amygdales, le voile du palais et la luette, sont entièrement tapissés de fausses membranes blanc-jaunâtre ; engorgement ganglionnaire cervical à gauche ; la langue est couverte de muguet. Un vésicatoire, qui lui a été appliqué précédemment, s'est ulcéré et présente une eschare considérable. Pouls, 96, faible. — Potion avec chlorate de potasse, 4 grammes ; cautérisation avec la solution de nitrate d'argent ; pansement des eschares avec la glycérine.

— Le 3. Même état; la voix s'altère. — Même traitement; injections d'eau tiède dans la gorge plusieurs fois par jour.

Le 4. Voix presque éteinte; pouls, 92 à 96. La base de la luette et le voile du palais se nettoient; la muqueuse offre une meilleure couleur; l'engorgement ganglionnaire cervical persiste. Surdité, idiotisme. La surface du vésicatoire n'est pas améliorée. — Chlorate de potasse, 4 grammes; café avec extrait de quinquina, 2 grammes, et sulfate de quinine, 0,30; pansement des eschares avec le quinquina et le charbon.

Le 5. Pouls, 96. Il ne veut plus ni boire ni manger. Le palais est en assez bon état : il n'y a plus qu'un léger enduit pultacé, semblable au muguet de la langue. Mais les fausses membranes persistent sur les amygdales, au fond du pharynx, à l'extrémité de la luette. L'engorgement ganglionnaire n'a pas diminué. — Même prescription, plus un collutoire avec borax, 10 grammes, et miel rosat, 20 grammes.

Le 6. Eschares aux grands trochanters; prostration extrême. Pouls, 92 à 96 pulsations, petit, dépressible. Surdité, idiotisme. Il est impossible de lui faire ouvrir la bouche, quelque force qu'on emploie pour lui desserrer les dents avec la cuiller. — Même traitement, mais il est presque impossible de lui faire rien prendre. — Mort à trois heures du soir.

Autopsie quarante-deux heures après la mort. — Fausses membranes abondantes dans le pharynx, avec quelques ulcérations véritablement gangréneuses de la muqueuse; un peu d'engouement pulmonaire. Dans l'intestin, les plaques de Peyer sont presque guéries; il y a encore quelques ulcérations sur les follicules isolés. La bile a été recueillie et a présenté des traces de chlorate.

Obs. XXV. — *Fièvre typhoïde ; pneumonie, angine, et coryza couenneux.* — Baudoin (Joseph), âgé de neuf ans et demi, entré, le 13 février, au n° 19 de la salle Saint-Jean (hôpital des Enfants malades), est atteint d'une fièvre typhoïde, insidieuse dans ses débuts, mais prenant bientôt un grand caractère de gravité, et se compliquant, peu de jours après, d'une pneumonie.

Le 3 mars, il est pris d'angine couenneuse et de coryza couenneux. On observe des fausses membranes dans la narine gauche, sur les amygdales et sur la luette, qui en est revêtue comme d'un doigt de gant; il y a un peu d'engorgement ganglionnaire cervical du côté gauche; pouls, 140. — Potion avec chlorate de potasse, 4 grammes; cautérisation avec le nitrate d'argent; injections dans les fosses nasales.

Le 4. Pouls, 104, petit. Le nez et la bouche exhalent une odeur d'une fétidité insupportable; le nez est gonflé, l'ouverture des narines large; la peau de la face est tout autour d'un rouge livide. Dans la gorge, à l'isthme du gosier, sur les piliers, sur le voile du palais, la luette, les amygdales, et au fond du pharynx on voit une couche épaisse de fausses membranes purulentes. Prostration extrême. — Même traitement.

Le 5. Pouls, 108, petit, faible. Odeur toujours fétide; teinte violette de la face autour du nez et à l'angle interne de l'œil gauche. La gorge est toujours aussi encombrée de fausses membranes. L'auscultation du thorax fait entendre des râles crépitants à droite, sous-crépitants à gauche. Un vésicatoire, appliqué il y a quelque temps pour la pneumonie, ne s'est pas cicatrisé, et il se couvre de fausses membranes. — Chlorate de potasse, quinquina, etc. — Le 6, mort à six heures du matin.

Autopsie vingt-neuf heures après la mort. — Fausses membranes et eschares dans le pharynx; détritus fétides. Les plaques de Peyer présentent l'état de barbe rasée; les ganglions mésentériques sont rouges, mais peu volumineux. Pneumonie à la base du poumon droit, entourant de grosses masses tuberculeuses. La bile de ce malade n'a pas présenté de traces de chlorate.

Dans ces derniers cas, le chlorate a échoué; mais leur gravité était telle, les complications si nombreuses, qu'il faudrait être bien exigeant envers un médicament pour lui demander de réussir constamment dans de pareils cas.

Le chlorate de potasse n'est pas un médicament héroïque, qui guérisse à coup sûr l'angine maligne, son action n'est pas instantanée; bien qu'il apparaisse au bout de quelques minutes dans la salive, il lui faut au moins vingt-quatre heures, et le plus souvent deux ou trois jours, pour agir : aussi faut-il l'administrer de bonne heure. Son action semble être plutôt locale que générale, bien que l'état général s'améliore ordinairement en même temps que l'état local; ce n'est donc pas un remède d'urgence. Dans deux autres cas d'angine maligne très grave, avec engorgement ganglionnaire énorme dès le début, il n'a pas eu le temps d'agir sur les jeunes malades, et la mort est survenue dix ou douze heures après qu'on avait commencé à l'administrer. De nouvelles expériences seraient nécessaires pour voir si l'on obtiendrait des résultats plus favorables en élevant les doses. Les faits cités par M. Debout, à propos de la stomatite mercurielle, l'augmentation de la salivation chloratée par les doses élevées, que nous avons constatée dans notre étude physiologique, nous portent à croire qu'il faut élever les doses dans les cas graves, ce qui n'a d'ailleurs aucun inconvénient. Même dans plusieurs des cas malheureux que nous venons de rapporter, le chlorate a paru agir favorablement pendant quelque temps.

Mais son utilité dans les cas de moyenne intensité nous semble incontestablement démontrée par son succès, par son action sur la muqueuse pharyngienne, identique avec celle que nous avons notée dans la stomatite couenneuse. Le retour de la couleur rose, la chute des fausses membranes, l'abaissement du pouls, ont été obtenus, dans les observations qui précèdent, dans un temps qui est sensiblement le même que dans la stomatite couenneuse. D'ailleurs, et M. Debout en fait la remarque très juste, le praticien n'est pas obligé d'agir comme l'expérimentateur, qui cherche à se rendre compte d'un moyen nouveau; il peut ne pas se borner à l'emploi d'un seul médicament, et associer le chlorate aux moyens topiques et généraux déjà connus. Reste à savoir si, dans ce cas, les effets topiques s'ajouteront ou s'ils ne se contrarieront pas. Les observations qui précèdent feraient penser que la cautérisation, par exemple, n'accélère en rien l'action du chlorate, et, dans quelques cas même, elle semble la contrarier (obs. 19 et 20). De simples collutoires astringents, ou même de simples injections détersives, nous semblent alors préférables aux caustiques; les toniques à l'intérieur, le quinquina, paraissent avoir une action adjuvante très favorable (obs. 21). Enfin la cautérisation devient utile après la chute des fausses membranes; tandis que nous voyons souvent le chlorate perdre alors son action. Notons que ce sel, employé comme topique, a échoué dans un cas (obs. 22).

Croup.

L'analogie devait encore conduire à expérimenter le chlorate de potasse dans le croup; une bonne médication interne du croup est en effet encore à trouver.

La trachéotomie, quelque héroïque que soit ce moyen, ne guérit pas le croup; elle empêche la mort par suffocation, et donne du répit pour soigner la maladie. Mais on sait combien cette amélioration, si immédiate et si frappante, qui suit l'opération, est souvent passagère, et combien le médecin reste désarmé, si la diphthérite, persistant après l'opération, s'étend vers les bronches, et si les crachats sont trop peu abondants pour détacher et entraîner les fausses membranes. L'écouvillonnage et la cautérisation de la trachée après l'opération avaient des inconvénients tels qu'on y a peu à peu renoncé. Les vomitifs et les expectorants sont sans doute utiles ; mais leur action pour expulser les fausses membranes semble toute mécanique, et est la plupart du temps insuffisante. On a donc cherché depuis longtemps à agir sur la diphthérite elle-même ; on a cherché un agent qui pût modifier l'inflammation de la muqueuse et arrêter l'exsudation pseudo-membraneuse. On connaît le traitement de M. Miquel, d'Amboise, par le calomel et l'alun ; cette méthode a donné plusieurs fois des succès, mais je l'ai vue pour mon compte échouer assez souvent pour ne pas avoir en elle une très grande confiance. Les alcalis, le bicarbonate de soude, préconisés dans ces derniers temps, ont été essayés par M. Blache, qui m'a dit n'en avoir obtenu aucun résultat favorable. Les succès obtenus dans la stomatite couenneuse et dans l'angine couenneuse avec le chlorate de potasse donnèrent à ce médecin l'idée que ce sel pourrait être aussi avantageux dans le croup, et l'engagèrent à l'expérimenter dans le courant de l'année dernière. La plupart des observations qui vont suivre étaient déjà recueillies depuis longtemps lorsque les recherches que j'ai dû faire pour la rédaction de ce travail m'ont fait reconnaître que le chlorate de potasse avait déjà été employé autrefois dans le croup, probablement sous l'influence d'idées très différentes de celles qui nous y ramenaient à présent. C'est dans H. Chaussier (1) que je trouve le passage suivant relatif au croup : « Quand la poitrine est plus libre,

____

(1) Chaussier (Hector), *Contre-poisons*, 3e p. 177. Paris, 1819.

la respiration plus facile, enfin quand le vomitif a procuré une amélioration sensible dans l'état du malade, je me borne à administrer deux ou trois fois par jour le *chlorate de potasse*, dissous dans de l'eau ou dans quelques cuillerées d'une tisane appropriée aux circonstances. Selon l'âge du malade, je lui fais prendre, dans l'espace de vingt-quatre heures, depuis 18 jusqu'à 50 grains (1 gramme à 2 grammes 50) de chlorate de potasse, et je continue les mêmes doses pendant trois ou quatre jours de suite; au bout de ce temps, quoique le malade paraisse totalement guéri, je le soumets pendant une dizaine de jours à l'usage du chlorate de potasse, mais à plus petites doses, et à un jour d'intervalle. J'ai eu l'occasion de m'assurer qu'il est essentiel de prolonger ainsi l'usage du chlorate de potasse pour prévenir le retour de la maladie. » On voit que Chaussier administre là le chlorate de potasse comme un reconstituant ou comme un dérivatif, mais qu'il n'a pas pour objet de remédier primitivement à la maladie, puisqu'il ne l'emploie qu'après avoir obtenu une amélioration par les vomitifs. Rien, dans ce passage, n'indique qu'il connaisse l'action de ce sel sur les muqueuses; c'est, dit-il, un moyen peu connu, sur lequel il veut appeler l'attention des praticiens. Je doute que cette indication, perdue dans le petit traité des contre-poisons de H. Chaussier, ouvrage aujourd'hui assez rare, fût connue de beaucoup de médecins, et je crois pouvoir affirmer qu'à Paris au moins, elle était complétement oubliée, lorsque M. Blache fut amené, par une série d'idées toutes différentes, à expérimenter ce médicament dans le croup. L'occasion se fit attendre quelque temps, mais le premier cas favorable à l'expérience fut extrêmement remarquable dans ses résultats.

Obs. XXVI, XXVII, XXVIII. — *Croup survenant en même temps chez trois frères; trachéotomie avec insuccès chez l'un; guérison des deux autres par le chlorate de potasse sans opération.* — Le 16 juin 1855, les trois frères Faert sont amenés à l'hôpital des Enfants malades; tous trois sont atteints de croup. Les renseignements donnés par les parents ne permettent pas de saisir une cause bien appréciable. Leur père est serrurier et habite Montmartre; selon lui, son logement n'est ni insalubre ni humide; les enfants n'ont été mis en rapport avec aucun autre enfant atteint de croup, et les parents n'ont pas entendu dire que cette maladie régnât dans le voisinage. Le 10 juin, les enfants étaient tous trois en bonne santé. Le 11, ils ont fait avec leur mère une longue promenade à pied, pendant laquelle ils ont joué et couru comme à l'ordinaire. Le lendemain 12, au matin, l'un d'eux a été pris de toux et de suffocation, le 13, l'aîné était pris, et le 15, le plus jeune l'était à son tour. Il n'est pas indifférent de rappeler que les parents ont déjà perdu, il y a huit ans, par le croup, un enfant âgé de deux ans. On sait, en effet, que certaines familles semblent prédisposées aux affections diphthéritiques (1). Ici aussi la contagion a pu y avoir grande part, car les trois enfants couchaient dans le même lit et buvaient dans la même tasse. Quoi qu'il en soit, voilà trois cas de croup à peu près aussi identiques dans leur source et dans leur intensité qu'on puisse le désirer pour une expérience comparative, et heureusement quelques différences dans l'ancienneté et dans l'intensité de la maladie permettent de différer l'opération chez deux d'entre eux, et d'essayer le traitement par le chlorate de potasse, tandis que la trachéotomie est pratiquée immédiatement sur celui qui était le plus anciennement malade. Voici maintenant l'observation séparée de chacun des trois frères.

1° Faert (Alphonse), âgé de cinq ans et demi, pris, le mardi 12 juin au matin, de toux et de suffocation, a pris sans succès un vomitif le mercredi 13; la voix s'est éteinte le 14 au matin. Le vendredi 15, on lui a donné un nouveau vomitif; il a bien vomi, mais il n'a été nullement soulagé, et maintenant la suffocation est au maximum. Le 16 au matin, à son entrée à l'hôpital (n° 36, salle Saint-Jean), la toux est cassée, éteinte; la voix, idem; l'inspiration est faible et ne se fait qu'avec un sifflement très sourd; les amygdales sont plaquées de fausses membranes; pouls, 140; 28 inspirations; respiration abdominale avec violents efforts du diaphragme; sonorité thoracique à la percussion, et absence de bruit respiratoire à l'auscultation; un peu de cyanose des extrémités.

On procède, à neuf heures et demie du matin, à la trachéotomie; l'opération se passe bien, l'enfant perd peu de sang, et rend immédiatement une fausse membrane par la plaie. La respiration revient avec de gros râles ronflants; cependant l'enfant n'éprouve pas, pendant les heures suivantes, ce soulagement marqué qui suit ordinairement l'opération; l'asphyxie continue ses progrès, et la mort survient à trois heures et demie du soir.

(1) J'en ai connu un exemple assez remarquable. M. P..., perdit ses deux enfants d'angine couenneuse, à deux ou trois ans d'intervalle; lui-même mourut de la même maladie, quelques années après; la mère et la belle-mère, demeurant avec lui, n'en furent point atteintes, bien qu'elles eussent été exposées trois fois à la contagion.

A l'*autopsie*, on trouve le pharynx rempli de fausses membranes épaisses, qui se prolongent dans le larynx, dans la trachée et les bronches, jusqu'à des ramifications très éloignées: les ventricules du larynx sont comblés, et les cordes vocales complétement effacées par l'exsudation plastique. Il n'y a pas de pneumonie; les deux poumons présentent un emphysème sous-pleural et interlobulaire très marqué, surtout à droite, où il devient même intervésiculaire. A gauche, on observe une forte hyperémie du lobe inférieur.

Voilà certainement un croup avec angine et trachéo-bronchite pseudo-membraneuse de la nature la plus grave. Voyons ce que vont devenir les deux autres frères, qui ont pris le croup à la même source, soit par contagion, soit par influence épidémique, soit par prédisposition de famille.

2° Paert (Victor), âgé de neuf ans, a été pris le 13 juin, le lendemain du précédent, de toux et d'une grande gêne respiratoire. Dès le début, la voix a été un peu éteinte. Le 15, on l'a fait vomir, et il s'en est mieux trouvé que son frère; cependant les accès de suffocation ont persisté.

Le 16, à son arrivée à l'hôpital (n° 21, salle Saint-Jean), les amygdales sont plaquées de fausses membranes, mais moins abondantes que chez le précédent; la voix et la toux sont fêlées mais moins abolies que chez le précédent; le thorax est sonore à la percussion et le murmure respiratoire ne s'entend pas; pouls, 108; l'inspiration est sifflante, mais la suffocation est moins prononcée que chez son frère. Il est d'ailleurs plus âgé, plus fort; on croit pouvoir surseoir à l'opération, l'interne de garde étant d'ailleurs prévenu et prêt à opérer à la première alerte. On lui prescrit une potion vomitive avec 4 grammes de chlorate de potasse. Le soir, l'état est à peu près le même; le vomitif n'a pas produit d'amélioration marquée, toutefois l'opération n'est pas urgente.

Le 17. Le pouls est tombé à 88, la peau est moins chaude, l'anxiété est moindre, l'état général plus satisfaisant; il y a encore du sifflement croupal dans l'inspiration, mais moins de suffocation; la respiration revient. Les amygdales sont encore couvertes de fausses membranes. — Poudre d'ipéca, 1 gramme en 4 prises; potion avec chlorate de potasse, 6 gramm.

Le soir, pouls, 72; plus de chaleur à la peau; la respiration est tranquille; il y a encore deux fausses membranes sur l'amygdale droite, l'autre est débarrassée, toutes deux sont encore gonflées; le pharynx est rouge; la voix est encore cassée, et la toux fêlée; la respiration vésiculaire s'entend bien.

Le 18. Encore un point pseudo-membraneux sur l'amygdale droite; plus de fièvre, plus de suffocation; la voix est revenue, quoique encore un peu fêlée; la respiration vésiculaire s'entend bien. — Chlorate de potasse, 4 grammes. — Emmené par son père dans la journée du 18.

3° Faert (Charles), âgé de deux ans et demi, était encore bien portant le 14, alors que ses deux frères étaient déjà malades. Le 15, il est pris à son tour de toux et de suffocation, la voix s'éteint ; on le fait vomir, mais il n'y a pas d'amélioration marquée.

Le 16 au matin, à son arrivée à l'hôpital (n° 8, salle Saint-Jean), encore un peu de respiration, sonorité thoracique, sifflement dans l'inspiration ; fausses membranes sur les amygdales et la luette ; voix éteinte ; pas beaucoup de fièvre. Au moment où on le couche, il a un accès de suffocation, mais cela ne dure pas longtemps. Comme pour le précédent, on surseoit à l'opération, et l'on prescrit une potion vomitive avec l'ipéca, et une potion avec chlorate de potasse, 4 grammes. — Le soir, il a peu vomi ; il y a encore du sifflement dans l'inspiration et beaucoup d'oppression.

Le 17. Mieux sensible, beaucoup plus de calme dans la respiration ; très peu de sifflement dans l'inspiration ; toux grasse ; pouls, 108. — Chlorate de potasse, 4 grammes.

Le 18. La luette et les amygdales sont encore recouvertes de fausses membranes, mais moins adhérentes ; pas de suffocation, encore un peu de sifflement croupal ; la voix revient un peu. — Chlorate de potasse, 4 grammes.

Dans la journée, son père l'emmène avec son frère. Le père, ayant voulu noyer dans le vin le chagrin que lui a causé la perte de son fils Alphonse, vient à l'hôpital en état d'ivresse, et exige impérieusement qu'on lui rende ses enfants. En vain on cherche à lui faire comprendre le danger qu'il va leur faire courir en les emmenant à un moment où leur guérison est encore peu avancée ; il s'obstine, et sa femme, qui, sans être dans le même état, n'est pas plus raisonnable, exigeant aussi qu'on lui remette ses enfants, on est obligé de leur céder. On leur rend leurs enfants, et on leur fait emporter une potion de chlorate de potasse pour chacun. Notre dépit fut grand de ne pas retrouver le soir ces enfants, dont la guérison offrait tant d'intérêt ; mais nous savions leur adresse, et nous pûmes savoir ce qu'ils étaient devenus. Malgré l'imprudence de leurs parents et le peu de soins qu'ils trouvèrent à la maison paternelle, les deux enfants guérirent complétement, et dans les premiers jours de juillet, ils étaient très bien portants. Le plus petit fut pris, peu de temps après, d'une rougeole compliquée de pneumonie et mourut ; quant à l'aîné, il était très bien portant le 25 juillet.

Les cas que nous venons de rapporter sont certainement bien remarquables ; la communauté d'origine des trois maladies, la similitude dans la marche des symptômes, et leur gravité, étaient assez de nature à faire croire que les deux derniers frères partageraient le sort du premier. Chez tous les trois, les vomitifs avaient échoué, et, bien qu'on les eût répétés le jour de leur entrée à l'hôpital, le soir il n'y avait pas de mieux marqué, et ce n'est que le lendemain matin, vingt-quatre heures après l'administration du chlorate, que la maladie présente une amélioration notable, qui se soutient, et permet d'espérer le surlendemain une guérison définitive. Si ce n'est pas au chlorate de potasse qu'il faut attribuer ce succès, il faut dire que, dans les deux derniers cas, la maladie a guéri d'elle-même, tandis que, dans le premier, la trachéotomie n'a pu sauver l'enfant. Or, nous le demandons à toute personne ayant vu beaucoup de croups, est-il ordinaire de voir s'amender aussi promptement cette maladie, quand elle s'annonce par des symptômes aussi graves et qu'elle présente une marche aussi constamment croissante que dans le cas présent? Non certainement; la guérison spontanée du croup confirmé est une exception extrêmement rare, et, sans l'intervention de l'art, les deux derniers enfants auraient été le lendemain ou le surlendemain dans un état aussi désespéré que leur malheureux frère. Tout médecin au courant des progrès qu'a faits la thérapeutique du croup, dans ces derniers temps, n'aurait pas hésité à pratiquer la trachéotomie chez les trois frères, et si nous-mêmes ne le faisions pas, nous pensions en cela commettre une grande hardiesse, et ne nous y décidions qu'à la condition de passer notre journée de garde à la proximité de l'enfant, prêt à opérer dès que l'état du malade l'exigerait.

Ces deux cas étaient de nature à encourager des essais ultérieurs; mais il fallait choisir des cas simples, exempts de complication, d'une gravité moyenne, et se bien souvenir que le salut du malade devant passer avant tout, il fallait renoncer à l'expérience, et opérer dès que l'urgence se ferait trop vivement sentir. C'est pourquoi il nous est difficile de citer beaucoup de cas où le chlorate de potasse ait été employé, à l'exclusion de tout autre traitement.

Nous sommes heureux cependant de pouvoir rapporter les deux observations suivantes:

Obs. XXIX. — *Croup (guéri sans opération).* — Violette (Hippolyte-Adolphe), âgé de trois ans et demi, entre le 7 août 1855 au n° 14 de la salle Saint-Jean (hôpital des Enfants malades). L'enfant tousse depuis quatre jours, il a pris un vomitif il y a deux jours ; la voix et la toux se sont progressivement éteintes, la suffocation est survenue hier.

Aujourd'hui on observe des fausses membranes sur les deux amygdales ; peu de sonorité des deux côtés du thorax, la respiration s'entend encore des deux côtés ; toux et voix fêlées, déchirées ; pouls, 120, d'un volume moyen ; la suffocation n'est pas menaçante. — Potion avec chlorate de potasse, 4 grammes.

Le 8. Les deux amygdales sont tuméfiées et plaquées de fausses membranes ; pas de tuméfaction de la région sous-maxillaire ni de la région cervicale ; pouls, 128 ; pas de suffocation ; toux et voix éteintes. — Chlorate de potasse, 4 grammes.

Le 9. Pouls, 112, régulier, d'un bon volume ; état général meilleur ; la voix est moins éteinte ; les amygdales se débarrassent de leurs fausses membranes, celle de droite ne présente déjà plus qu'un petit point pseudo-membraneux, celle de gauche en conserve davantage. — Même traitement.

Le 10. Pouls, 96 ; bonne respiration ; plus rien à l'arrière-gorge ni sur les amygdales ; la voix revient. — Même traitement. — Le 12. Plus de fièvre ; très bon état ; la voix est presque revenue. — Chlorate de potasse, 1 gramme seulement. — Le 13. Même traitement. — Le 14. Pouls, 108 ; l'enfant est languissant ; il y a un peu d'engorgement des ganglions sous-maxillaires ; il tousse, et l'auscultation fait entendre quelques râles ronflants. — Suspendre le chlorate ; tisane de gomme, potion gommeuse.

Le 16 août, exeat ; guérison complète.

Ce cas était moins menaçant que celui des frères Faert, cependant les symptômes étaient assez nets pour rendre indubitable la nature de la maladie. Le cas suivant est analogue.

Obs. XXX. — *Croup (guéri par le chlorate de potasse, sans opération).* — Gagey (René-Louis), âgé de cinq ans, entre le 8 mars 1856 au n° 20 de la salle Saint-Jean (hôpital des Enfants malades). Cet enfant, blond et chétif, a commencé à tousser il y a trois jours. Hier sa voix est devenue rauque, et, en examinant la gorge, un médecin y a aperçu des fausses membranes. — Cautérisation avec le nitrate d'argent ; calomel à l'intérieur. Ce matin, nouvelle cautérisation.

Aujourd'hui, 8 mars au soir, l'amygdale droite présente une fausse membrane ; pas d'engorgement ganglionnaire cervical ; la toux est rauque ; la voix est altérée, mais non éteinte ; la fièvre est peu marquée, le pouls faible, l'enfant tousse peu, et l'auscultation ne fait rien entendre dans la poitrine ;

l'inspiration est sifflante, il n'y a pas de suffocation. — Chlorate de potasse, 4 grammes ; potion vomitive.

Le 9 mars. L'enfant a rendu deux fausses membranes, qui ont été recueillies ; l'amygdale droite porte trois plaques pseudo-membraneuses ; pas d'engorgement ganglionnaire cervical. Voix et toux *déchirée*, peu sonore, très différente de la toux striduleuse ; la voix semble moins altérée qu'hier soir ; pas encore de suffocation ; pouls, 100-108 ; inspirations, 36 ; respiration anxieuse et diaphragmatique ; pas de diarrhée. — Potion avec chlorate de potasse, 4 grammes ; looch avec kermès, o,10.

Le 10. Pouls, 104, bon volume ; voix plus éteinte qu'hier ; pas de suffocation.

Salivation abondante depuis hier soir, persistant ce matin ; l'enfant a toujours besoin de garder un crachoir ; le réactif accuse une notable quantité de chlorate de potasse dans la salive ; la gorge est moins rouge ; l'amygdale droite se nettoie, mais elle porte encore une plaque ; la toux est encore déchirée, la respiration est vésiculaire. — Même traitement.

Le 11. La salivation a persisté, et ne s'arrête que dans la matinée ; plus de fièvre ; l'amygdale est presque nettoyée ; la voix est encore éteinte ; pas de suffocation ; état général très satisfaisant.

Le 12. Très bon état, plus rien sur l'amygdale ; la voix est encore un peu éteinte ; rien à l'auscultation. — Exeat, sur la demande des parents.

Tels sont les quatre cas où nous avons employé le traitement par le chlorate de potasse, sans être forcé d'en venir à l'opération. Dans ces quatre cas, nous nous croyons autorisés à attribuer la guérison à ce sel ; car les moyens employés précédemment ou concurremment avaient échoué ou n'avaient pas produit d'amélioration sensible. Dans la dernière seulement (obs. 30), un vomitif avait expulsé deux fausses membranes ; mais après cela, la voix et la toux étaient encore éteintes, donc la maladie existait encore ; et quant au looch kermétisé, donné le jour suivant, on sait combien ce moyen est peu actif et impuissant contre le croup. Ces quatre cas nous semblent donc démontrer suffisamment l'utilité du chlorate de potasse dans le croup ; nous répétons ici ce que nous avons dit pour l'angine couenneuse. Le praticien n'est pas obligé de se borner à l'emploi d'un seul moyen, comme l'expérimentateur qui veut se rendre compte de l'effet d'un médicament nouveau ; dès que des faits lui auront démontré qu'un moyen est favorable, même quand il ne serait pas héroïque, le praticien doit se sentir encouragé à l'employer concurremment avec d'autres, surtout quand ce moyen est parfaitement inoffensif, comme le chlorate de potasse. Des relevés bien faits d'expériences de cette nature pourront accuser une amélioration dans la statistique des guérisons du croup, et confirmer ainsi l'utilité du médicament.

Les observations suivantes sont des exemples de traitement mixte, où le chlorate de potasse a été employé en même temps que la trachéotomie.

Obs. XXXI. — Croup suivi de scarlatine (trachéotomie et traitement par le chlorate de potasse). — Wolf, âgé de trois ans et demi, entre, le 10 août 1855, au n° 20 de la salle Saint-Jean (hôpital des Enfants malades).

Cet enfant a eu une varioloïde il y a un mois. Depuis sept jours, il a été pris de toux, de mal de gorge; hier il a eu un accès de suffocation. Aujourd'hui les amygdales sont gonflées et couvertes de fausses membranes; la voix et la toux sont éteintes; pouls, 128; l'enfant suffoque. Aucun traitement antérieur n'a été employé; on donne une potion vomitive.

A cinq heures du soir, on pratique la trachéotomie, et on lui donne, pour la nuit, une potion avec chlorate de potasse, 3 grammes.

Le 11 août. Pouls, 124; inspirations, 40; toux assez grave; on n'entend que des râles ronflants. — Nouvelle potion vomitive avec sulfate de cuivre, 0,20 grammes; potion avec chlorate de potasse, 3 grammes. L'enfant vomit bien, mais il est dans un grand affaissement.

Le 12. L'enfant rend quelques fausses membranes très petites, qui sortent difficilement; la toux est courte, anxieuse. Pouls, 168; peau chaude. La respiration est très pénible, cependant l'auscultation est bonne. — Potion avec chlorate de potasse, 4 grammes. — Le 13. Pouls, 144 pulsations; inspirations, 36. Cependant la respiration est moins anxieuse, l'auscultation est bonne. — Même traitement.

Le 14. Pouls, 124; inspirations, 36. Éruption scarlatineuse sur les cuisses, sur le tronc, sur les bras; la langue est lisse, luisante, et se dépouille. — Hydrogala sucré; eau de laurier-cerise, 4 grammes; chlorate de potasse, 4 grammes. — Le 15. Langue dépouillée; l'éruption se dissipe; pouls, 124; toux grasse. L'enfant boit de travers, et se dégoûte du chlorate de potasse en potion; on l'étend dans sa tisane. — Le 16. Pouls, 124; inspirations 48; toux grasse. — Looch kermès, 0,10 grammes. — Le 20. Le pouls est encore à 124. Chaleur à la peau; peu de râles, beaucoup de crachats. L'enfant continue, pendant quelques jours, à tousser et à cracher beaucoup; mais les symptômes du croup ont disparu. On retire la canule, on donne des expectorants, et l'enfant se rétablit peu à peu. — Exeat le 3 septembre 1855; guérison.

Dans les trois observations suivantes, la trachéotomie et le chlorate de potasse ont échoué.

Obs. XXXII. — *Croup (trachéotomie et chlorate de potasse); mort.* — Fané (Henri), âgé de deux ans et demi, entre, le 11 août 1855, au n° 7 de la salle Saint-Jean (hôpital des Enfants malades). — L'enfant est malade depuis trois jours; il a commencé à se plaindre de la gorge, il a toussé, et a eu plusieurs accès de suffocation. Hier il a vomi spontanément quelques fausses membranes. Ce matin, l'asphyxie est imminente; on pratique la trachéotomie à sept heures du matin. A huit heures, à la visite, on compte 136 pulsations, 60 inspirations. L'enfant a de petits soubresauts nerveux. — Gomme sucrée; potion avec chlorate de potasse, 3 grammes.

Le 12. Pouls, 108. Les amygdales sont encore bien plaquées de fausses membranes, d'un contour régulier et bien limité. La respiration s'entend bien.— Chlorate de potasse, 3 grammes. — Mort dans la nuit du 12 au 13, sans nouvelle suffocation.

Autopsie. — Fausses membranes abondantes sur les amygdales et l'épiglotte; le larynx en contient une énorme. Au-dessous de l'incision, on ne trouve rien; un peu de bronchite et très peu de congestion pulmonaire, de sorte que la mort est assez difficile à expliquer, et tient peut-être à des convulsions semblables à celles qui se manifestaient après l'opération.

Obs. XXXIII. — *Croup (trachéotomie et chlorate de potasse); mort.* — Malervrat (François-Eugène-Edmond), âgé de six ans, entre le 16 novembre 1855, au n° 39 de la salle Saint-Jean (hôpital des Enfants malades).

Cet enfant, d'un tempérament lymphatique, et affecté d'ophthalmies catarrhales chroniques, est enrhumé depuis trois ou quatre jours; mais il ne se plaignait pas de la gorge. C'est cette nuit seulement qu'il a commencé à souffrir de la gorge. Le gonflement de la région cervicale s'est produit vers six heures du matin, et a augmenté dans le transport à l'hôpital.

A neuf heures, on constate, sur l'amygdale droite, une plaque pseudo-membraneuse, grande comme une pièce de 50 centimes. Il n'y a pas encore de suffocation. — Potion vomitive; potion avec chlorate de potasse, 4 grammes.

Le soir, à trois heures, croup confirmé; sifflement laryngé; silence respiratoire avec conservation de la sonorité thoracique, toux éteinte, suffocation. — On pratique la trachéotomie par le procédé Chassaignac. Très bonne réussite; l'enfant ne perd que quelques gouttes de sang.

Le 17 novembre. Pouls, 124; inspirations, 40 à 44. L'enfant ne crache pas; l'auscultation fait entendre de gros rhonchus graves des deux côtés de la poitrine. — Chlorate de potasse, 4 grammes. — Le soir, l'enfant ne crache pas, et il suffoque encore un peu. — Potion vomitive. — Le 18. L'enfant ne crache pas; la canule est sèche; la respiration est très rude, presque soufflante; pas de matité thoracique. Fièvre intense, grande oppression. — Mort à deux heures du soir.

Autopsie. — Fausses membranes épaisses dans le pharynx et le larynx. La trachée et les grosses bronches sont recouvertes d'une épaisse couche puriforme, qui s'en va par le lavage, et laisse voir alors une production pseudo-membraneuse d'une épaisseur moyenne, et ne s'étendant pas au delà de la troisième bifurcation des bronches. Le poumon est sain et nullement congestionné.

Obs. XXXIV. — *Croup (trachéotomie et chlorate de potasse); mort.* — Cathelin (Ernest-Hubert), âgé de cinq ans, entre, le 28 décembre 1855, au n° 32 de la salle Saint-Jean (hôpital des Enfants malades). — Toux depuis quatre jours, voix éteinte depuis deux jours ; les amygdales n'ont pas de plaques diphthéritiques. La trachéotomie est pratiquée le 28 décembre, à six heures et demie du soir. Il sort immédiatement par la plaie une fausse membrane, longue de 7 à 8 centimètres ; un peu d'engorgement ganglionnaire cervical.

Le 29 décembre. Pouls, 140 ; fausses membranes sur les amygdales. L'enfant a rendu ce matin un *arbre bronchique pseudo-membraneux.* — Potion chlorate de potasse, 4 grammes. — Le 30. Pouls, 140 ; inspirations, 80. État d'agonie. Il a encore rendu hier soir un arbre bronchique pseudo-membraneux. — Potion chlorate de potasse, 4 grammes ; infusion de polygala, avec sirop d'ipéca.

Le 31. L'enfant vit encore, mais dans le même état d'agonie. Agitation ; inspirations, 80 ; pouls imperceptible. Il n'a pas rendu de fausses membranes depuis hier. Souffle intense, avec sensation de frôlements membraneux dans les bronches ; odeur fétide. — Potion vomitive, chlorate de potasse. — Mort à trois heures du soir. L'autopsie n'a pu être faite.

Obs. XXXV. — *Croup, angine couenneuse et coryza couenneux, scarlatine; guérison.* — Hébert (Jean), âgé de quatre ans et demi, entre, le 4 février 1856, au n° 29 de la salle Saint-Jean (hôpital des Enfants malades). — Croup confirmé ; trachéotomie le même jour. — Les amygdales et les fosses nasales sont couvertes de fausses membranes ; pouls, 140. — Potion avec chlorate de potasse, 2 grammes par jour.

Le 6 février, éruption scarlatineuse ; la gorge et le nez se nettoient. — Le 7. Plus de fausses membranes dans le nez. — Même prescription. — Le 8. Pouls, 116 ; amélioration marquée. — On suspend le chlorate de potasse.

Le 13. Rechute, fièvre, bronchite, respiration sèche ; peu de sonorité à gauche, râles muqueux des deux côtés. — Heureusement cette rechute n'a pas de suites, et l'enfant sort le 17 février en voie de guérison complète, bien que la plaie de la trachée ne soit pas tout à fait fermée.

M. Decès, interne de l'hôpital, va voir l'enfant à son domicile, et quelques jours après la guérison est complète.

Obs. XXXVI. — *Croup suivi de pneumonie ; guérison.* — Aubry (Ernest), âgé de trois ans et demi, entre le 7 février 1856, au n° 28 de la salle Saint-Jean (hôpital des Enfants malades). — Croup confirmé depuis deux jours. — Cautérisations avec le nitrate d'argent ; vomitif, calomel et alun.

Le 7 février, à son arrivée à l'hôpital, nouvelle potion vomitive avec le sulfate de cuivre ; la suffocation augmentant, la trachéotomie est pratiquée.

Le 8. Pouls, 152. Respiration abdominale ; fausses membranes abondantes sur les amygdales, pas d'engorgement des ganglions cervicaux ; crachats muqueux abondants, gros râles muqueux des deux côtés de la poitrine. — Potion avec chlorate de potasse, 2 grammes ; looch avec kermès, 0,10 grammes.

Le 11, le pouls est presque normal ; l'état du petit malade est très bon. — Le 20. Rechute ; l'enfant est pris d'une pneumonie gauche. — Potion stibiée.

Le 21. Pouls, 140 ; râles ronflants et muqueux des deux côtés, mais surtout à gauche. — Potion avec infusion de polygala et eau de laurier-cerise ; frictions avec l'huile de croton, sinapismes.

L'enfant est long à se rétablir ; la plaie de la trachée, presque cicatrisée, s'est rouverte sous l'influence de la pneumonie. — Le 6 mars, ses parents l'emmènent avant guérison complète. M. Bougarel, interne du service, le revoit quelques jours après ; la guérison se fait attendre, mais il y a longtemps qu'il n'est plus question du croup.

Obs. XXXVII. — *Croup, vésicatoire ulcéré diphthéritique.* — Rovillain (Georges), âgé de cinq ans et demi, entre, le 8 janvier 1856, au n° 25 de la salle Saint-Jean (hôpital des Enfants malades). — Malade depuis cinq jours, croup confirmé ; trachéotomie le 8 février.

L'enfant avait eu un vésicatoire, qui s'est ulcéré et couvert de plaques diphthéritiques et gangréneuses. Il prend le chlorate de potasse pendant plusieurs jours : ce sel détermine une salivation marquée. La surface du vésicatoire ne s'améliore pas ; elle guérit par les pansements avec la glycérine.

Le croup s'est bien passé, et l'enfant sort le 17 février en voie de guérison avancée, bien que la plaie de la trachée ne soit pas encore tout à fait bouchée.

Obs. XXXVIII. — *Croup ; traitement par le chlorate de potasse et la trachéotomie.* — Ligeon (Claude-François), âgé de trois ans et demi, entre, le 11 mars 1856, au n° 19 de la salle Saint-Jean (hôpital des Enfants malades). — Depuis huit jours, il tousse ; depuis trois jours, la voix est éteinte. Avant-hier on lui a prescrit un vomitif et des sinapismes ; la suffocation est survenue hier (potion vomitive avec le sulfate de cuivre). Il a vomi abondamment et n'a pas rendu de fausses membranes ; cette nuit il a eu trois accès violents de suffocation.

Ce matin, 12 mars, la toux est fréquente, déchirée, fêlée. Pas d'engorgement ganglionnaire cervical ; rien sur les amygdales, qu'un peu de rougeur. Pouls, 120 ; respiration très anxieuse, diaphragmatique ;

murmure respiratoire très faible. — Potion avec chlorate de potasse 4 grammes. — A deux heures de l'après-midi, la suffocation devient telle qu'on est obligé de pratiquer la trachéotomie ; le chlorate de potasse détermine la salivation.

Le 13. Cette nuit l'enfant a eu de petits accès convulsifs, marqués surtout par des mouvements des yeux. Pouls, 120 ; moiteur de la peau ; 36 inspirations. L'enfant crache bien, il salive encore assez abondamment, aussi la langue est-elle douce et humide, bien qu'un peu blanchâtre. Même traitement.

Le 14. Pouls, 120 ; état général assez satisfaisant. L'enfant est calme, il respire et crache bien par la canule. La salivation persiste ; la langue est bien humide, couverte d'un petit enduit blanc. — Même traitement. Le 15, bon état ; sommeil paisible au moment de la visite. — Le 16. Pouls, 112 ; moiteur, rougeurs. L'enfant semble menacé d'une rougeole, il n'a pas d'appétit ; rougeur et gonflement des conjonctives, quelques râles dans la poitrine, un peu d'oppression. — Looch kermès, chlorate de potasse.

Le 17. Pouls, 108. Les craintes de la veille ne se sont pas réalisées ; les yeux ne sont pas larmoyants ; plus d'étouffement. L'enfant crache bien ; on retire la canule. — Même traitement interne.

Le 18. L'enfant est sans canule depuis la veille ; respiration calme, excellent état ; pouls, 96. — Même traitement ; potage. — Le 19. Pouls, 96 ; bon état ; on suspend le chlorate. — Exeat le 21, en très bon état.

Obs. XXXIX. — *Croup (trachéotomie et chlorate de potasse).* — Pierre (Alphonse-Désiré), âgé de neuf ans, entre, le 10 mars 1856, au n° 39 de la salle Saint-Jean (hôpital des Enfants malades). Cet enfant, maigre et aux longs cils, a déjà eu la rougeole et la scarlatine. Il y a trois jours, il n'avait qu'un peu de bronchite ; hier seulement la toux croupale s'est manifestée. Aujourd'hui la voix s'éteint ; l'enfant a de violents accès de dyspnée, avec sueur abondante. Dans un de ces accès, il y a eu emphysème sous-cutané. On pratique la trachéotomie ; il sort beaucoup de fausses membranes par la plaie.

Le 11. Pouls, 120, bien développé ; beaucoup de sueur ; fausses membranes sur l'amygdale droite ; beaucoup de mucus ; râles sibilants dans le poumon droit. — Chlorate de potasse, 4 grammes. — Le 12. Pouls, 108 ; la nuit a été bonne ; le facies est bon, ainsi que la respiration ; amygdale droite encore rouge ; la gorge est tellement remplie de mucosités, qu'on ne peut voir s'il y a encore des fausses membranes ; crachats épais, presque nummulaires. — Même traitement.

Le 13, petite hémorrhagie par la plaie, respiration bonne. — Le 14, peu de fièvre, moiteur, respiration bonne, état général bon. — Le 15. Peu de fièvre, beaucoup de sueur ; l'enfant se plaint beaucoup. On enlève la canule ; il recommence à manger un peu. — Même traitement.

Le 16. Encore une petite hémorrhagie par la plaie ; bon état du reste.

On touche la plaie avec le perchlorure de fer ; chlorate, idem. — Le 17, bon état général ; la voix est redevenue claire et nette ; appétit. — Les 18, 19, 20 et 21, le mieux se continue ; on suspend le chlorate. — Le 22, la plaie est presque fermée. — Le 23, exeat en très bon état ; la plaie de la trachée est fermée ; celle de la peau ne l'est pas encore tout à fait.

Obs. XL. — *Croup (trachéotomie et chlorate de potasse).* — Benet (Frédéric), âgé de cinq ans et demi, entre, le 14 mars, au n° 38 de la salle Saint-Jean (hôpital des Enfants malades). Depuis un an, l'enfant a eu la coqueluche et la rougeole ; il toussait habituellement. Depuis deux jours, toux rauque et voix éteinte dès le début ; accès de suffocation. Aujourd'hui 14 mars, les symptômes du croup sont évidents, bien qu'il n'y ait pas de fausses membranes sur les amygdales ; un peu d'emphysème de la région cervicale ; suffocation extrême. Trachéotomie à neuf heures et demie du matin. On a de la peine à faire revenir l'enfant ; il faut pratiquer l'insufflation pulmonaire.

Le 15. Pouls, 156 ; 60 inspirations ; chaleur extrême, langue blanche, toux grasse — Potion gommeuse avec chlorate de potasse, 4 grammes ; looch avec kermès, 0,10. — Le 16 Pouls, 136 ; peau chaude, sèche ; langue blanche couverte d'un enduit savonneux ; respiration toujours abdominale ; une garderobe hier. — Même traitement. — Le 17. Pouls, 128 ; état général meilleur, respiration plus calme, chaleur et soif vive. — Même traitement.

Le 18. Pouls, 150 ; inspirations, 54 à 72, très irrégulières ; respiration abdominale ; beaucoup de crachats. — Le 19 Pouls, 108 ; respiration beaucoup plus calme ; l'enfant crache bien.

Le 21. Encore beaucoup de toux et d'écume bronchique.

Le 23. Bon état général ; pouls, 116. — Le 24, on cesse le chlorate. — Le 25, très bon état. — Le 27. La plaie est bouchée ; l'enfant va bien, mais la respiration est encore un peu accélérée. — Le 28, très bon état ; la guérison peut être considérée comme assurée.

Obs. XLI. — *Croup (trachéotomie et chlorate de potasse).* — Saltel (Félix-Auguste), âgé de trois ans, entre, le 14 mars 1856, au n° 20 de la salle Saint-Jean (hôpital des Enfants malades). Bonne santé habituelle jusque dans ces derniers temps. Depuis trois mois, il est agité, souffreteux, sujet à s'enrhumer de la poitrine et du cerveau ; gourmes à la tête l'automne dernier. Maintenant il est malade depuis quatre jours : malaise général, toux sèche. Le docteur Leroux l'avait purgé deux jours avant ; la mère prend sur elle de lui mettre un vésicatoire au bras ; toux depuis trois jours. L'herboriste l'a fait vomir avec de l'ipéca. Cette nuit, suffocation. Le docteur Leroux est rappelé ; il constate un croup et envoie l'enfant à l'hôpital. À son arrivée, toux très déchirée, bien croupale ; inspiration sifflante ; la voix n'est pas complètement éteinte, la respiration est anxieuse et abdominale; les amygdales sont rouges, gonflées, mais sans fausses membranes ; pas d'engorgement ganglionnaire cervical ; large couche pseudo-membraneuse sur le vésicatoire. Trachéotomie à dix heures du matin; il ne sort pas de fausses membranes au moment de l'opération. — Gomme sucrée: looch kermès, 0,10; potion avec chlorate de potasse, 4 grammes; lotions trois fois par jour, sur la surface pseudo-membraneuse du vésicatoire, avec une solution de chlorate de potasse au vingtième.

Le 15. Pouls, 140; inspirations, 60 ; chaleur très grande; pas de complication pulmonaire. — Même traitement. — Le 16. Pouls, 124; éruption scarlatineuse sur les flancs; respiration calme. — Même traitement.

Le 17. La plaie du bras est notablement détergée; pouls, 112; l'enfant respire bien, crache bien, mais il est très irritable. — Même traitement.— Le 19. On retire la canule, et immédiatement l'enfant commence à parler, bien que la plaie soit encore ouverte; la plaie du bras va bien.

Le 20, très bon état. — Le 21. Un peu moins bien ; pouls, 112. — Le 22. Bon état; la plaie du bras se sèche; l'enfant parle.

Le 25, un peu de fièvre, coryza, quelques râles muqueux —Le 27. Toujours un peu de bronchite; la plaie de la trachée est fermée, il n'y a plus de suffocation; le croup est terminé. — Exeat le 4 avril.

Nous noterons en passant, dans ces observations, le peu de succès du chlorate de potasse administré à l'intérieur contre la diphthérite des vésicatoires (obs. 37). Cette différence d'action sur la peau et sur les muqueuses s'explique assez bien, si l'on se reporte à nos expériences physiologiques, qui montrent que la sueur est une des voies les moins importantes de l'élimination du chlorate, et que cette sécrétion n'est nullement excitée par ce médicament. Nous noterons, au contraire, sa réussite contre la même affection, lorsqu'on l'emploie en lotions locales (obs. 41); son activité ne nous paraît pas toutefois supérieure à celle d'autres topiques, notamment des caustiques; son application n'a pas été douloureuse, comme M. Lasègue l'avait observé en l'employant sur de vieux ulcères.

Les dernières observations, où la trachéotomie a été pratiquée, ne sont pas sans doute assez concluantes pour prouver l'efficacité du chlorate; mais, si elles se multiplient, elles pourront prouver quelque chose, en améliorant la statistique. Or, depuis le 1er janvier 1856 jusqu'à la fin de

mars, 14 enfants ont été trachéotomisés dans le service de
M. Blache, et tous ont pris du chlorate de potasse avant ou
après l'opération. Sur ces 14 enfants, 9 sont sortis guéris et
5 sont morts (1). Si ces chiffres ne sont pas dus à quelqu'une
de ces séries heureuses qui se présentent souvent dans les
statistiques, ils indiquent une singulière augmentation du
nombre des guérisons par la trachéotomie, nombre qui,
dans les six dernières années, a été en moyenne de 1 sur 4
à 1 sur 5 (2). Nous pouvons déjà remarquer qu'une série
dure rarement trois mois, et que, dans plusieurs des cas
cités, les complications graves n'ont pas manqué : il faudra
voir le résultat à la fin de l'année, et surtout comparer la
proportion avec celle des enfants opérés dans les autres
services de l'hôpital, où le chlorate de potasse n'aura pas
été employé.

Si ces chiffres sont trompeurs, il nous reste au moins nos
4 observations de guérison, sans opération, par le chlorate,
et nous ne craignons pas de dire qu'elles sont concluantes
et doivent engager les praticiens à employer le chlorate
dès le début, et à ne pas trop se presser d'opérer. Lorsque
l'opération a été pratiquée, le chlorate est encore indiqué,
surtout lorsque la diphthérite se généralise, s'étend aux
bronches, au pharynx, aux fosses nasales, lorsque l'enfant
ne crache pas : on l'associera alors aux expectorants. Notre
observation 55 est un exemple de guérison dans un de ces
cas de diphthérite généralisée. Si vous avons échoué dans

(1) Voici les noms de ces enfants, Guéris : Lecomte, Vayres, Hébert, Aubry,
Rovillain, Piette, Ligeon, Benet, Saliet. Morts : Pasquier, Vallois, Guimbal, Debeau-
mont, Collard.

(2) Voici les chiffres des six dernières années à l'hôpital des Enfants :

1850	20 opérés.	6 guéris.	Proportion : presque	1 sur 3
1851	34 —	12 —	— plus de	1 sur 3
1852	59 —	11 —	— moins de	1 sur 5
1853	61 —	7 —	— plus de	1 sur 9
1854	45 —	11 —	—	1 sur 4
1855	48 —	10 —	— plus de	1 sur 5
Total	264	57	moins de	1 sur 4 1/2

les observations 33 et 34, ces cas ne nous semblent pas
moins des cas d'indication formelle du chlorate de potasse ;
seulement je pense qu'il y aurait avantage à élever les doses,
d'abord parce que la maladie est plus générale, l'intoxication plus profonde, mais surtout parce que nous devons
nous rappeler que, dans nos expériences physiologiques,
l'excitation sur la muqueuse nasale, l'altération de la voix,
et une légère irritation bronchique, ne se sont produites
qu'à des doses fort élevées. Du reste l'expérience clinique
pourra seule décider.

Pour résumer ce que nous a appris l'observation des
effets du chlorate de potasse dans les affections diphthéritiques, nous dirons que ce sel a une action locale évidente,
par laquelle la muqueuse se modifie, se déterge ; les fausses
membranes tombent, les ulcérations se guérissent, tout
rentre dans l'ordre. Cette action locale est la même dans la
stomatite et dans l'angine, et probablement dans le croup,
bien que nous n'ayons plus la partie malade sous les yeux :
la moyenne du temps nécessaire à l'action favorable du
médicament paraît notablement la même dans les trois
affections.

En même temps que les phénomènes locaux se modifient,
les phénomènes généraux s'amendent aussi rapidement.
Maintenant le chlorate de potasse a-t-il une action spécifique sur la cause générale de la diphthérite ? Les faits ne
nous permettent pas encore de répondre. Dans les quelques
cas malheureux que nous avons rapportés, nous voyons
que, quand le chlorate n'a pas eu le temps ou le pouvoir de
modifier l'état local, l'élément général ne s'est pas amélioré.
Peut-être des expériences nouvelles pourront-elles décider
la question : celles qui consisteraient à élever les doses
pourraient fournir un élément. En effet, il résulte assez bien
des faits que nous avons cités que, pour la stomatite couenneuse et l'angine couenneuse, la dose n'a pas beaucoup
d'influence sur la manière dont se modifient les parties

malades. Dans la stomatite, il n'y a pas d'état général grave ; dans l'angine, il y en a un, et si l'élévation des doses amenait des résultats meilleurs, on pourrait présumer que, tout restant égal dans le phénomène local, si l'on a mieux réussi, c'est qu'on a agi sur l'état général.

Les affections diphthéritiques ont été le sujet principal de notre étude. Pour être complet, nous passerons maintenant en revue quelques maladies contre lesquelles on a également préconisé le chlorate de potasse.

Ictère.

Le chlorate de potasse a été administré contre l'ictère par Odier, de Genève (1) ; voici comment il s'exprime à ce sujet (2) :

« J'ai employé avec le plus grand succès, pour la jaunisse, un autre remède très facile à prendre, et dont j'ai dit un mot dans la *Bibliothèque britannique* (*Sciences et arts*), vol. XXXIV, p. 373 : c'est le *muriate oxygéné de potasse*. Je le donne à la dose d'un à deux deniers, quatre fois par jour, dans une tasse de bouillon. Il m'a réussi non-seulement dans des jaunisses spasmodiques, mais encore dans des cas qui, par leur opiniâtreté, par l'intensité des autres remèdes, paraissent évidemment dépendre ou d'un calcul biliaire arrêté dans le canal cholédoque ou de quelque affection organique qui gênait le cours de la bile. »

Wilhelm Remer a indiqué aussi, en 1812 (3), l'emploi de ce sel contre l'ictère et les obstructions des viscères abdominaux. La pratique d'Odier s'était perpétuée chez les médecins genevois. M. Herpin nous rapporte (*loc. cit.*)

<hr>

(1) D'après une citation que je n'ai pu vérifier, Sœmmerring en aurait parlé en 1795.

(2) Odier (Louis), *Manuel de médecine pratique*, 1re édit., 1801-1804 ; 3e édit., 1821, p. 303.

(3) Hufeland's *Journal der practischen Arzneikande*, t. XXXIV, 4e partie, p. 38.

qu'Odier en portait la dose jusqu'à 10 grammes par jour, et que lui-même l'a fréquemment employé contre l'ictère.

L'utilité de ce médicament, dans cette maladie, m'a encore été confirmée par M. le docteur Revillout, médecin des eaux de Luxeuil, qui l'a souvent employé dans sa pratique, et a bien voulu me remettre à ce sujet une note que je reproduirai en partie.

« Je n'emploie le chlorate de potasse, dit ce praticien, qu'à la dose de 50 centigrammes, matin et soir, parce que ce sel étant profondément sédatif du système nerveux (à la manière du nitrate de potasse), il augmenterait, s'il était donné à haute dose, la sédation, déjà si grande, produite par l'introduction de la bile dans le sang. Avant de faire usage du chlorate de potasse, j'employais le nitrate dans les mêmes intentions; mais, devant l'autorité d'Odier, je lui ai préféré le chlorate, et je crois en effet qu'il fait cesser plus tôt la jaunisse.

» Le premier cas où j'ai employé le chlorate fut sur un jeune employé des droits réunis, du nom d'E... : quelques années auparavant, il avait déjà été pris tout à coup de violentes douleurs d'estomac, avec crampes, vomissements, et sensibilité extrême du péritoine. On avait pris cette maladie pour une péritonite aiguë; des sangsues en grande quantité avaient été appliquées sur le ventre, et les accidents semblaient s'accroître de moment en moment, sous l'influence de ce traitement, lorsque le calme revint tout à coup, et peu d'heures après le malade avait une teinte ictérique qui devint de plus en plus foncée. Mais, à mesure que se prononçait l'ictère, on voyait le pouls diminuer de vigueur et de fréquence, et les forces générales s'affaisser, bien qu'il n'y eût plus aucune espèce de douleur pour les épuiser. Le malade fut longtemps à se remettre de cette première attaque. Trois ans s'étaient écoulés depuis cette époque, lorsque ce jeune homme, âgé de vingt-cinq ans, après une nuit passée au bal, se sentit tout à coup repris de ses mêmes crampes, de ses mêmes douleurs, et de ses mêmes vomissements. Je n'ai jamais vu de ma vie autant de souffrance et d'angoisse. Après examen, je crus aussi avoir affaire à une péritonite des plus aiguës; mais une certaine couleur de la sclérotique me fit deviner la vérité. Je fis faire des embrocations sur tout le ventre avec un liniment calmant; le malade fut mis dans un bain tiède; la jusquiame et l'aconit furent donnés de demi-heure en demi-heure, et trois heures après tous les symptômes nerveux avaient cessé. Alors je commençai le remède de Durande, mais il ne put être supporté, bien qu'à faible dose. Ce fut alors que j'essayai le chlorate de potasse, qui, aidé de bains nitreux, fit cesser en quinze jours l'ictère le plus complet que j'aie jamais rencontré. Le malade, en voyant la rapidité des effets obtenus, ne pouvait assez me remercier, pour avoir produit en quinze jours ce que la première fois il n'avait pas obtenu en trois mois.

» Le second cas où j'ai fait usage avec succès du chlorate de potasse est celui de Mlle de G..., jeune personne de dix-neuf ans, imparfaitement réglée, très nerveuse, et sujette aux crampes d'estomac. Ce fut encore après une soirée de bal que cette demoiselle se plaignit que ses crampes augmentaient d'intensité, que des envies de vomir survinrent, et qu'enfin, après plusieurs heures de douleurs, d'angoisses et de spasmes, on s'aperçut que la malade avait le blanc des yeux jaune. Comme on était à la campagne, je ne fus appelé que lorsque l'ictère était complet. Le pouls était très lent, la langue jaunâtre, l'appétit nul, un hoquet fréquent, le ventre un peu ballonné. Ici encore le remède de Durande ne put d'abord être supporté : je le remplaçai par de petites doses de liquide où entrait par goutte l'acide nitrique; puis, comme la malade répugnait à ce médicament, le chlorate de potasse fut administré à la dose de 50 centigrammes, matin et soir. Un peu plus tard, à cause du hoquet, je revins au remède de Durande, avec bains nitreux, et le mois ne s'était pas écoulé qu'il n'y avait plus aucune trace de mal.

» Dans ce moment, je soigne un cordonnier nommé Zimmer, qui déjà, à trois reprises différentes, a eu la jaunisse après plusieurs jours de crampes, de coliques d'estomac, d'envies de vomir, de douleurs de tête atroces, et d'une grande fréquence du pouls. Zimmer dit que chaque fois qu'il a été atteint de la jaunisse, il lui a toujours fallu deux mois et demi à trois mois pour la voir disparaître. Je le soumets exclusivement au chlorate de potasse à faible dose, pour apprécier de nouveau l'action du médicament contre les calculs biliaires. Je dis le *chlorate de potasse à faible dose*, car le pouls de cet homme, ordinairement si fréquent, est devenu, depuis l'apparition de l'ictère, d'une lenteur extrême, et Zimmer raconte que chaque fois qu'il a eu la jaunisse, il est resté tellement faible pendant tout le temps qu'il avait la bile dans le sang, qu'il lui était alors impossible de se livrer à aucune espèce de travail de son état. En une quinzaine de jours, la guérison a été obtenue. »

Nous n'avons eu que deux fois, dans ces derniers temps, l'occasion d'essayer le chlorate de potasse dans l'ictère; voici les observations.

Obs. XLII. — *Ictère*. — Mathey (Jules), âgé de onze ans, entre, le 15 février 1856, au n° 20 de la salle Saint-Jean (hôpital des Enfants malades). L'enfant habite Paris depuis un an, et se porte bien habituellement. Depuis quatre jours, il s'est senti malade, mais n'a pris le lit que depuis hier : il éprouvait une douleur au côté droit, avec constipation. On l'a purgé avec de l'aloès. Aujourd'hui 15 février, l'enfant se plaint du ventre, surtout à droite : il a un peu d'ictère; la pression de la main n'est pas douloureuse à l'hypochondre droit mais elle l'est dans les deux flancs; la poitrine est peu sonore; un peu de matité à la base droite, avec un peu de râle crépitant très fin dans les grandes inspirations; la respiration est bonne en avant; la peau est d'une chaleur modérée, le pouls donne 96 pulsations par minute; 22 inspirations; langue humide, un peu jaunâtre; pas de céphalalgie. — Gomme sucrée; bouillons, potages.

Le 17. Peu de fièvre, peau d'une douce chaleur; le côté droit de la poitrine est toujours un peu mat, mais il n'y a ni égophonie ni souffle.

Le 18. L'ictère augmente; pouls, 96; la langue est bonne, la peau médiocrement chaude; un peu de matité au côté droit du thorax, quelques bulles de râles à la base droite; pas de toux. — Le 19. Ictère prononcé; pouls, 96. — Chlorate de potasse, 1 gramme.

Le 20. Pouls, 96; coloration jaune très marquée de la face, des sclérotiques, du cou, de la poitrine, etc.; les urines, d'un rouge foncé, verdissent par l'acide nitrique; un peu de toux. — Chlorate de potasse, 1 gramme.

Le 21. L'enfant n'a pas été à la selle depuis deux jours; pouls, 104; les sclérotiques sont toujours très jaunes, le teint l'est un peu moins. — Lavement laxatif sans effet; chlorate de potasse, 1 gramme.

Le 22. Lavement purgatif avec séné et manne grasse; évacuations abondantes, selles d'un gris brunâtre. — Chlorate de potasse, 1 gramme. — Le 23. Pouls, 96; teint toujours jaune, urines très foncées.

Le 24. Pouls, 96; teint moins jaune qu'hier, surtout la face et les sclérotiques; la langue est recouverte d'un enduit blanchâtre, sa face inférieure présente encore une coloration jaune de la muqueuse. — Chlorate de potasse, 4 grammes. — Le 25. Pouls, 96; moins de chaleur; la teinte ictérique diminue. — Le 26. Pouls, 80; beaucoup moins jaune. — Même prescription.

Le 28. Pouls, 84; pas de chaleur; le teint n'est plus jaune, sauf les bords des sclérotiques et la face inférieure de la langue. — Même prescription.

Le 1er mars. L'ictère est dissipé, l'urine n'a plus de coloration; pouls, 72. On suspend le chlorate de potasse. — Le 3, très bon état. — Le 6, exeat; très bien portant.

La durée totale de la maladie a été d'une quinzaine de jours : c'est à peu près le temps que durent les ictères, ordinairement légers, que l'on observe chez les enfants. Le chlorate n'a paru produire d'amélioration que quand la dose a été élevée à 4 grammes, et déjà la maladie avait une tendance à rétrograder. Il s'agit ici d'un ictère fébrile, et, selon M. Revillout, le chlorate réussirait moins contre cette nature d'ictère que contre les autres.

Dans la seconde observation, le chlorate a paru avoir plus d'action.

Obs. XLIII. — *Ictère.* — Constantin (Gaston), âgé de treize ans, entre, le 28 février 1856, au n° 39 de la salle Saint-Jean (hôpital des Enfants malades). Il est malade depuis cinq jours : céphalalgie, courbature; pas d'étourdissements, mais de la somnolence; un peu d'ictère, visible surtout sur le ventre. Il se plaint d'une douleur à l'épigastre et à l'hypochondre droit; gargouillement et douleur à la pression dans la fosse iliaque droite; ventre plat; selles rares; nausées, un vomissement verdâtre hier; soif et appétence pour les acides ; langue jaunâtre, un peu rouge à la pointe ; fièvre ; pouls, 104 ; abattement ; face un peu congestionnée ; l'intelligence est nette, et l'enfant répond bien aux questions. — Limonade citrique ; cataplasme sur le ventre, lavement émollient, sinapismes sur les membres inférieurs ; diète.

Le 29. Peau chaude, fièvre ; pas de diarrhée, ventre plat ; ictère un peu augmenté ; un vomissement vert.

Le 1er mars. Le pouls se ralentit (96 pulsations) ; chaleur modérée ; constipation ; ictère assez marqué. — Eau de Seltz ; lavement laxatif. — Le 2. Pouls 96 ; peau modérément chaude ; ictère persistant ; un peu d'affaissement et de somnolence ; langue blanche, rugueuse ; un peu de douleur à l'hypochondre droit. — Chlorate de potasse, 4 grammes.

Le 3. Face moins jaune ; les sclérotiques, le cou et les membres le sont encore beaucoup ; les amygdales sont gonflées et rouges ; il y a un peu d'engorgement cervical. — Chlorate de potasse, 4 grammes — Le 4. L'enfant est beaucoup moins jaune ; pouls, 72 ; amygdales moins grosses et moins rouges — Le 5. Bonne évacuation hier ; les sclérotiques sont encore jaunes, mais la peau ne l'est plus ; pas de fièvre, gorge en bon état. — Même prescription.

Le 6, plus d'ictère ni de fièvre ; on suspend le chlorate. — Le 7. Très bon état. Passe à la salle des convalescents ; la guérison se maintient.

Les faits que nous venons de rapporter semblent montrer une action favorable du chlorate contre l'ictère. Les faits de M. Revillout sont relatifs à des ictères symptomatiques de calculs biliaires, sujets à récidive, et durant habituellement fort longtemps. Il serait important d'avoir un plus grand grand nombre d'observations où l'amélioration dans les symptômes serait notée avec plus de détails, et où l'on comparerait les différentes formes d'ictère, l'influence des doses, etc.; peut-être alors pourrait-on se rendre compte du mode d'action du médicament, mode d'action qui nous semble assez obscur dans ce cas. J'ai bien dit, dans la partie physiologique, qu'à haute dose les selles avaient paru colorées en vert, ce qui indique un léger flux biliaire, mais bien moins prononcé que par d'autres médicaments, le calomel, l'aloès ; de plus, la bile contient très peu de chlorate, ou n'en contient pas toujours. Quant à l'action sédative sur le système nerveux, que M. Revillout redoute tant, à cause de la sédation du pouls déjà existante, nous croyons qu'elle est admise un peu théoriquement et bien exagérée, si nous nous reportons à nos expériences physiologiques, où à la dose de 20 grammes par jour, nous n'avons noté aucune action appréciable sur le système nerveux ; du reste, Odier élevait la dose jusqu'à 10 grammes ; ce serait encore à l'expérience clinique à décider s'il y a avantage à le faire. Nous reviendrons plus loin sur l'action sédative du chlorate de potasse (voy. *Névralgie faciale*). Peut-être faudrait-il rapprocher l'action de ce sel dans l'ictère de l'action que lui attribue Chaussier sur les ecchymoses, les contusions (voy. ci-dessous).

Rhumatisme articulaire aigu.

M. Socquet, de Lyon (1), considérant le chlorate de potasse comme un altérant, et un antiphlogistique analogue au nitrate, au carbonate et à l'acétate de potasse, a expérimenté ce sel aux doses très élevées de 15, 20, 25 et 30 grammes par jour, dans le rhumatisme articulaire aigu ; ce médicament n'a produit aucun accident chez ces malades, il n'a amené aucun trouble des organes digestifs ; après deux ou trois jours, le pouls a constamment perdu de son ampleur, de sa dureté, de sa fréquence ; après quelques jours, il a été plus ou moins petit, facilement dépressible, et moins accéléré. De tels changements, ajoute ce médecin, démontrent sans conteste que le chlorate de potasse est un agent déprimant du système circulatoire général, c'est-à-dire qu'il agit dans le même sens qu'une saignée. Les faits que nous avons rapportés nous-même à propos des angines et du croup nous ont montré aussi une sédation du pouls à peu près constante à l'état pathologique ; mais agit-il alors directement sur le système circulatoire ? On peut en douter,

(1) *Gazette médicale de Lyon* (juillet 1854) et *Bulletin général de thérapeutique*, t. XLVII, p. 255.

si l'on se rappelle qu'à l'état physiologique, il n'a aucune action appréciable sur le cœur ni sur le pouls.

Quant à la valeur du chlorate de potasse contre le rhumatisme articulaire aigu, les faits de M. Socquet sont peu probants. Sur trois cas, il a été employé en même temps que le chlorate : dans le premier cas, des vésicatoires *loco dolenti* et une saignée de 250 grammes ; dans le deuxième, deux saignées ; dans le troisième, un vésicatoire. La guérison a été obtenue, dans le premier cas, le quatorzième jour du traitement, et le dix-neuvième de la maladie ; dans le second cas, en douze jours, la maladie durant depuis cinq mois ; dans le troisième, le quinzième jour du traitement, le trentième de la maladie. Ces résultats n'indiquent pas une action bien favorable, surtout si on les compare à ceux qu'on obtient par le sulfate de quinine, par le nitrate de potasse et par les saignées ; de plus, dans ces mêmes cas, il y a eu des recrudescences ; de sorte que l'action antiphlogistique du médicament n'est pas bien démontrée.

M. Sée (communication verbale) qui a répété ces expériences, et porté la dose jusqu'à 45 grammes, n'a reconnu aucune action favorable dans ce cas.

Névralgie faciale, chorée, céphalée, prurit, etc.

Le chlorate de potasse a été proposé contre le tic douloureux de la face par Thilenius, que cite Schaeffer, et par Herber (1), qui rapporte deux cas de succès remarquables : il administra le chlorate à la dose de 1 gros, pulvérisé avec une quantité suffisante de sucre, et divisé en 10 prises, dont il donnait 2 ou 3 par jour.

« Chez une demoiselle affectée de névralgie faciale très douloureuse, et sujette à des récidives terribles. La malade avait à peine pris cette poudre quelques jours, que les dou-

(1) Hufeland's *Journal der practischen Arzneikunde*, t. XXVI, 6ᵉ fascicule, p. 94 et 104 ; 1813.

leurs étaient plus rares, plus bénignes, et plus courtes, et peu à peu elles disparurent presque complétement ; la douleur continua, il est vrai, à se faire sentir de temps en temps, jusque dans le mois suivant, mais chaque fois que la malade prenait une ou deux prises de la poudre ci-dessus, la douleur s'en allait de nouveau, et vers la fin du mois elle disparut définitivement ; pas de récidive en trois ans. »

Dans un autre cas, « chez une femme âgée, et qui était affectée, depuis douze à quinze ans, d'un tic douloureux de la face, avec intermittences plus ou moins longues, la guérison ne fut pas complète, mais les exacerbations furent toujours éloignées, et les douleurs diminuées. »

Schaeffer (1) raconte un fait semblable, et le docteur Marc (2), en rapportant ce fait, ajoute qu'il est convaincu par lui-même de l'efficacité de ce moyen. Meyer guérit aussi un homme de 64 ans d'un tic douloureux de la face, qui avait résisté à tous les moyens recommandés jusqu'alors (3), par l'administration six fois par jour, et pendant quatorze jours, d'une poudre composée de quinquina, de rhubarbe, racine de benoîte, et 3 grains de muriate suroxygéné de potasse. Ce sel aurait été trouvé utile contre la chorée, par le docteur Marc. MM. Mérat et de Lens, à qui nous empruntons cette citation (4), l'ont essayé sans succès dans cette affection. Ces auteurs l'ont trouvé utile dans un cas de céphalée ; dans un autre cas, il n'a pas réussi. C'est par erreur que la table de Hufeland attribue au chlorate de potasse la guérison d'un cas de convulsions générales. En se reportant au passage cité (5), on voit qu'il s'agit de carbonate de potasse, associé du reste à l'opium.

(1) *Hufeland's Journal*, t. XLIII, 4ᵉ partie, p. 20 ; *Maladies épidémiques et sporadiques observées à Ratisbonne en 1814.*

(2) *Bibliothèque médicale*, t. LIX, p. 105, note ; Paris, 1818.

(3) *Hufeland's Journal*, etc., t. LVII, 1ʳᵉ partie (1823), et *Bulletin des sciences médicales* de Férussac, t. I, p. 364.

(4) *Dictionnaire universel de matière médicale et de thérap. génér.*, t. V, p. 474 ; 1833.

(5) *Hufeland's Journal*, etc., t. XLV, 4ᵉ partie, p. 112.

Enfin Michaëlis Meissner l'aurait préconisé, en 1830, contre le prurit des parties génitales ; je n'ai pas pu vérifier cette citation. D'après ces faits, le chlorate de potasse serait un sédatif puissant du système nerveux. Si ces derniers cas paraissent fort douteux, les premiers, de Herbert et de Schaeffer, sont assez affirmatifs pour qu'on doive expérimenter de nouveau l'action du chlorate de potasse dans les névralgies ; nous craignons toutefois, d'après nos expériences physiologiques, que ces observateurs, entraînés peut-être par les analogies chimiques avec le nitrate de potasse, ne se soient fait quelques illusions sur les propriétés sédatives du chlorate.

Coups, chutes, contusions.

Hector Chaussier (1) a préconisé le chlorate de potasse à l'intérieur, pour les coups, chutes et contusions, comme le meilleur des vulnéraires qu'on puisse administrer en pareil cas. « Vingt années d'expérience, dit-il, m'ont démontré d'une manière incontestable son utilité... Voici la manière d'en faire usage : dans 24 cuillerées d'eau froide, on fait dissoudre 2 gros de chlorate de potasse ; matin et soir, pendant quatre jours consécutifs, on fait prendre trois cuillerées de cette solution à l'individu qui a fait une chute, qui a reçu un coup violent. S'il existe une extravasation de sang, une ecchymose, une contusion, elle disparaît avec la plus grande promptitude. »

M. Bertrand, de Pont-du-Château, dans trois mémoires adressés à la Société de médecine de Paris, en 1826, 1827 et 1828 (2), a cité sept observations confirmatives des idées

(1) Chaussier (Hector), *Contre-poisons, ou moyens reconnus les plus efficaces*, etc.; Paris, 1819.

(2) *Observations sur l'emploi avantageux du chlorate*, etc., séance du 4 août 1826. Ce mémoire porte le n° 2272 ; il a été suivi de deux autres, portant les n° 2347 et 2390. Je dois à l'obligeance de M. le docteur Bois de Loury, secrétaire de la Société, la communication de ces trois mémoires inédits et du rapport fait à ce sujet par Lisfranc et Chantourelle.

de Chaussier, et a cherché à expliquer le mode d'action de ce médicament : il agirait comme un stimulant diffusible, à la manière des boissons dites vulnéraires, destinées à empêcher les congestions locales, et de plus comme dérivatif sur les surfaces gastro-intestinales. Non-seulement il agirait en facilitant la résorption des ecchymoses, comme le dit Chaussier, mais aussi en prévenant la réaction fébrile qui suit les chutes violentes, les contusions. On voit que Bertrand, de Pont-du-Château, exagérait singulièrement les propriétés excitantes du chlorate de potasse, dont cependant, avec son maître Chaussier, il avait reconnu l'innocuité parfaite.

Nos expériences physiologiques nous ont appris combien sont chimériques ces prétendues propriétés excitantes, et notamment la révulsion sur le tube intestinal, admise par ce médecin. Quant aux sept observations qu'il rapporte, il résulte de leur analyse que, dans trois cas, les saignées locales ou générales ont été appliquées assez largement, et qu'on peut leur faire l'honneur du succès ; que dans quatre cas où le chlorate a été employé seul, et qui sont tous relatifs à des chutes de lieux élevés, le succès aurait été complet, la réaction fébrile se serait apaisée, les congestions organiques auraient cessé, et les malades auraient été rétablis en peu de jours. Dans le rapport qu'ont fait, à ce sujet, à la Société de médecine de Paris, Chantourelle et Lisfranc, on voit que ces médecins ne partagent pas tout à fait l'enthousiasme de Bertrand, de Pont-du-Château, et que dans quelques expériences tentées pour reconnaître la valeur de ce moyen, ils n'ont reconnu aucune modification favorable. Nous conclurons, avec ces médecins, que de nouvelles expériences seraient nécessaires pour établir l'utilité de ce médicament dans ces circonstances. Si les faits venaient confirmer ceux de Chaussier, de Bertrand, de Pont-du-Château, il faudrait reconnaître que le chlorate, outre sa propriété d'exciter la plupart de nos sécrétions, aurait celle de favoriser la résorption interstitielle. En rapprochant ces faits du cas de sclérème observé par M. Legroux, peut-être serait-on amené à trouver une indication du médicament dans cette maladie. M. Bourgeois, de Saint-Denis, a été conduit, par les idées de Chaussier, à expérimenter le chlorate contre des paralysies, suite d'hémorrhagies internes, dans l'espérance de faire résorber celle-ci ; une fois il aurait eu apparence de succès. (Mérat et de Lens, *loc. cit.*)

Syphilis.

La syphilis étant une des premières maladies contre lesquelles le chlorate de potasse ait été employé, nous croyons devoir résumer ce que nous trouvons dans les auteurs à ce sujet. Nous nous sommes assez étendu sur la théorie qui avait introduit le chlorate dans la thérapeutique, pour n'avoir pas besoin d'y revenir. Swediaur (1) nous fait l'histoire complète des médicaments oxygénés, et nous rapporte tout au long les résultats cliniques qu'ils ont donnés. Nous résumerons seulement cette dernière partie de la question.

W. Scott, de Bombay, qui, selon Swediaur, les aurait employés le premier contre les maladies syphilitiques, crut obtenir des succès ; mais il avoua (mai 1796) avoir souvent échoué, insuccès qu'il attribue à l'usage antérieur du mercure. Dans les expériences de J. Rollo et Cruickshank, 6 observations d'ulcères syphilitiques se rapportent au chlorate de potasse, et les résultats thérapeutiques sont peu concluants, bien que Rollo lui attribue une action favorable. Dans les expériences faites par Pàris, par Alyon, sous la surveillance de la commission dont Swediaur était membre, dans deux cas le chlorate de potasse fut employé : il échoua complétement dans l'un, dans l'autre il y eut, dit-

(1) *Traité complet des maladies syphilitiques*, 7e édition, Paris, 1847, t. II, p. 201.

on, guérison. Swediaur expérimenta enfin lui-même le médicament ; il conclut que dans la majorité des cas, il n'a eu aucune action, qu'il n'a pas arrêté le développement des accidents secondaires, et il lui attribue même quelques effets fâcheux. « Les expériences, faites avec toute la précision possible, dit-il en terminant, et suivies avec une attention sévère, régulière et constante, m'ont convaincu que les remèdes oxygénés, administrés à l'intérieur et à l'extérieur, quoique guérissant, dans plusieurs cas, les ulcères syphilitiques originaires des parties génitales, ne produisaient aucun effet marqué ni sur les bubons ni sur les blennorrhagies ; et qu'en général leurs effets sur le virus syphilitique, lorsqu'il affecte le système entier, étaient nuls ou trop précaires pour s'y fier. »

Typhus.

Nous ne ferons que mentionner pour mémoire l'usage que Thomas de Salisbury (1) faisait du chlorate de potasse, comme antiseptique, dans le typhus confirmé ou fièvre putride et maligne. « Quand les hémorrhagies se manifestent, dit-il, quand la surface du corps se couvre de pétéchies, il faut mettre en usage les plus puissants antiseptiques, les acides végétaux et minéraux, les liqueurs en état de fermentation, les eaux acidules gazeuses, le gaz oxygène, le *nitrate suroxygéné de potasse*, le vin, les affusions d'eau froide, le quinquina. »

Nous avons vu plus haut que les mêmes idées théoriques avaient conduit cet auteur à l'employer dans l'angine maligne.

Phthisie pulmonaire.

Les mêmes idées avaient fait penser au chlorate contre

____

(1) Robert Thomas de Salisbury, *Médecine pratique*, traduite par H. Cloquet, t. I, p. 107 ; Paris, 1818.

la phthisie (1); nous voyons M. Sayle (*loc. cit.*) remettre cette idée en avant. Excitant des sécrétions salivaires et bronchiques, irritant légèrement les bronches, le chlorate ne nous semble pas pouvoir être utile dans la phthisie.

Rage.

Le chlorate de potasse a été employé une fois contre la rage par Henning (2). Les morsures furent lavées et couvertes de poudre de cantharides, et le chlorate de potasse donné à l'intérieur à la dose de 1 gros dans une potion aromatisée. Le malade guérit après quarante et un jours de traitement, pendant lesquels beaucoup de moyens furent employés, notamment la belladone.

Ulcérations phagédéniques.

M. Alison, en 1836, et M. Sayle, en 1849, ont employé le chlorate de potasse à l'intérieur contre les ulcérations vénériennes phagédéniques. Dans les quatre faits rapportés par M. Sayle (3), on trouve un premier cas remarquable. Des ulcères syphilitiques de la bouche, du sommet de la tête et de l'épaule, qui avaient résisté cinq jours à l'iodure de potassium employé à la dose de 10 centigrammes par jour, guérirent rapidement par l'emploi de 12 décigrammes de chlorate de potasse à l'intérieur, aidé de lotions avec l'acide nitrique dilué. Les trois cas suivants sont bien moins concluants, car le chlorate a été constamment associé à l'iodure de potassium et aux lotions avec l'acide nitrique dilué. Il s'agissait, il est vrai, d'accidents très rebelles, et la guérison

(1) *Dictionnaire des drogues simples et composées*, par A. Chevallier, et A. Richard, t. II, p. 68.

(2) *Hufeland's Journal* etc., t. XXI, p. 68, 2ᵉ partie, Berlin, 1810. Morsure d'un chien de chasse enragé.

(3) *Medical Times*, 1849, et *Revue médico-chirurg. de Paris*, t. VI, p. 303.

a été rapide. M. Sayle reproduit encore la théorie de la désoxydation du chlorate de potasse dans l'économie.

Le peu de résultat du chlorate de potasse, employé à doses beaucoup plus fortes, contre un vésicatoire ulcéré diphthéritique (voir notre observation 37), nous fait un peu douter de l'efficacité de ce médicament pour les ulcérations de la peau; de nouvelles expériences seraient nécessaires pour juger la question.

Usage externe du chlorate de potasse contre les ulcérations de diverses natures.

La première mention que nous trouvions du chlorate de potasse comme topique, est faite par Swediaur (1), qui l'employait en lotions contre les ulcères asthéniques. M. Tedeschi (2) l'a également employé, en 1847, contre un ulcère cancéreux de la face, qui avait résisté pendant trois mois à toute sorte de moyens. Des lotions faites avec une solution de 8 grammes de ce sel dans 135 d'eau, amenèrent en peu de jours une amélioration sensible, et en vingt jours, la cicatrisation fut complète.

M. Moore a entretenu récemment la Société médico-chirurgicale de Londres de faits nouveaux relatifs à l'application topique du chlorate de potasse (3); il a employé ce sel en solution (6 à 12 grammes pour 500 grammes d'eau) dans les cas d'ulcères indolents et phagédéniques, pour déterger les ulcères cancéreux, et en applications topiques sur la membrane muqueuse du nez, de la bouche et de la langue, dans le cas d'ozène et d'ulcérations secondaires. Au sujet de cette communication, M. Mayo a rappelé que, dans le

(1) Swediaur, *Traité des maladies syphilitiques*, 7ᵉ édition. t. II, p. 428; Paris, 1817 : « Liquor ad ulcera asthenica ; ♃ oxymuriatis potasse , drachmam unum: « aquæ distillatæ, uncias duodecim ; portio hujus liquoris penicillo applicetur semel « vel bis de die. »

(2) *Annali universali di medicina*, 1847, et *Revue médico-chirurgicale de Paris*, t. I, p. 238.

(3) *Bulletin général de thérapeutique*, t. XLIX, p. 427.

cas d'ulcération syphilitique, Stanley donnait le chlorate de
potasse à l'intérieur, à la dose de 1 gramme 25 toutes les
quatre heures ; et M. Hawkins a dit que dans quelques cas
d'ulcération phagédénique de la face, il avait fait usage,
avec grand succès, de lotions avec le chlorate de potasse et
la teinture de myrrhe ; il a ajouté que le chlorate de potasse
était un excellent désinfectant pour les plaies cancéreuses.
La dose, suivant ce chirurgien, serait de 8 à 12 grammes
pour 500 grammes d'eau.

On se demande, à la suite de ces faits, si le chlorate de
potasse ne pourrait pas être employé à l'intérieur comme
topique, porté sur le pharynx et le larynx, dans le cas de
maladie, et être introduit dans le rectum pour mettre fin à
des dysentéries rebelles.

M. Lasègue (communication verbale) a employé, depuis
assez longtemps, le chlorate de potasse en applications topiques sur de vieux ulcères atoniques, soit pour les ulcérations de la bouche, des gencives scorbutiques, etc. ; tantôt
il l'a employé en solutions concentrées (5 grammes pour 100
d'eau) à 15 degrés, ou même des solutions saturées à la
température de 30 à 40 degrés (c'est-à-dire ayant dissous
12 à 15 pour 100 de chlorate) ; tantôt en poudre, associé au
sous-nitrate de bismuth et à l'amidon. Il lui a reconnu une
action très énergique pour modifier les surfaces ulcérées ;
mais le moyen était douloureux pour les malades, et bientôt ils en demandaient la suppression.

Dans nos observations 11 et 41, nous avons vu le chlorate avoir une action efficace pour cicatriser les ulcérations
d'une stomatite et d'un vésicatoire devenu pseudo-membraneux, et dans ce cas, la solution de ce sel (5 pour 100) n'a
pas fait souffrir les petits malades. Dans notre observation 22, la solution appliquée sur les amygdales ulcérées
n'a produit aucun résultat ; il en a été de même pour les cas
de muguet traités par M. Legroux.

Jusqu'à ce que les faits viennent nous démontrer le contraire, nous avons peu de tendance à attribuer une grande

action topique au chlorate de potasse, à moins de l'employer à doses très concentrées, comme M. Lasègue. Son peu de solubilité, la faible astriction qu'il exerce sur la muqueuse buccale, enfin le peu de faits cliniques que nous avons vus, ne nous font voir en lui qu'un topique analogue aux différents sels qu'emploie la thérapeutique : le borate de soude, l'alun, le sulfate de zinc, l'acétate de plomb. Nous nous défions un peu des succès extraordinaires que lui attribuent les médecins anglais, qui l'administrent en solutions très diluées. En leur voyant rappeler les vertus antisyphilitiques du chlorate, il nous semble qu'ils en sont encore aux idées théoriques de Rollo sur la désoxydation de ce sel ; enfin, en voyant M. Hawkins déclarer que ce médicament est un excellent désinfectant pour les plaies, nous craignons une confusion, qui n'est peut-être pas dans l'esprit de ce médecin, mais que ses paroles pourraient faire naître. Nous tenons à rappeler que le chlorate n'a aucune propriété désinfectante, qu'il diffère en cela essentiellement des chlorures alcalins ou hyperchlorites et que, s'il a paru, dans quelques cas, désinfecter des plaies, ce n'est nullement comme composé chloré, mais seulement comme modificateur de la plaie, agissant à la manière des styptiques ou des caustiques légers, excitant la plaie et régularisant le travail de la cicatrisation.

CONCLUSIONS, MODE D'ACTION.

Résumant sommairement ce que nous ont appris les faits physiologiques et cliniques, nous dirons que le chlorate de potasse agit :

Sur le système nerveux, comme sédatif. Cette action n'est pas marquée à l'état physiologique ; elle paraît ressortir des faits pathologiques, surtout si les propriétés antinévralgiques de ce sel se vérifient.

Sur la circulation, comme sédatif. Action nulle à l'état physiologique, manifeste à l'état pathologique.

Sur la respiration : action nulle ou irritation légère des bronches ou du larynx, pouvant être la source d'une modification heureuse dans quelques maladies.

Sur les organes de la digestion en général, comme un excitant. Il modifie spécialement la vitalité de la bouche et des parties supérieures du tube digestif, il excite les fonctions de l'estomac ; il paraît sans action sur les intestins. Il n'a donc pas l'action révulsive qu'on lui attribue.

Sur les fonctions de sécrétion, comme un excitant. Il excite très notablement la sécrétion salivaire, et paraît agir comme un substitutif utile dans la salivation mercurielle ; sur la sécrétion biliaire, comme un excitant léger, pouvant déterminer un léger flux de bile, bien qu'il ne s'élimine pas avec abondance par cette voie. Peut être agit-il aussi comme sédatif contre l'élément nerveux ou inflammatoire de l'ictère ?

Sur la sécrétion urinaire, comme un excitant assez énergique à haute dose ; à faible dose, action peu marquée.

Sur les sécrétions des muqueuses, comme un excitant et un modificateur favorable.

Sur la peau : il s'élimine par cette voie, sans exciter la sécrétion de la sueur ; il agit plus lentement sur les affections de la peau que sur celles des muqueuses.

Sur les fonctions d'absorption ; il favoriserait la résorption interstitielle, s'il faut en croire Chaussier et Bertrand, de Pont-du-Château.

En ce qui nous concerne plus particulièrement, et relativement à l'action de ce sel sur les muqueuses buccale, pharyngienne, laryngienne, nasale, nous serons sobres d'explications sur son mode interne d'action, parce que nous ne pourrions le faire sans recourir à des hypothèses. Nous dirons toutefois qu'il nous paraît modifier la vitalité de ces muqueuses en s'éliminant par la sécrétion muqueuse elle-même ; son élimination abondante par la salive explique aussi son action spécifique sur la bouche.

Si l'on se rappelle les guérisons obtenues par M. Lasègue,

en employant ce sel en simples collutoires ou gargarismes, qu'il ne faisait pas avaler, on serait tenté de ne voir, dans l'action du chlorate sur la bouche, qu'une action topique. Nous ne croyons pas qu'il en soit ainsi ; les quantités relativement très faibles de chlorate qui existent dans la salive, surtout quand on ne l'emploie qu'à faible dose, ne sauraient être comparées aux solutions sursaturées qu'employait M. Lasègue. Une preuve que le chlorate de potasse, administré à l'intérieur, n'est pas uniquement un topique revenant par la sécrétion salivaire, c'est sa différence d'action sur la muqueuse des joues et des lèvres, et sur la muqueuse gingivale, douée d'une vitalité moins grande que la muqueuse du reste de la bouche ; c'est surtout son peu d'efficacité contre les ulcérations simples, quand son action première est si grande pour déterger les ulcérations pseudo-membraneuses. Enfin, même en admettant que tel soit son mode d'action, il y aurait toujours avantage à l'employer à l'intérieur, son goût étant presque inappréciable dans une solution bien édulcorée (1).

Le chlorate a-t-il une action spécifique contre la cause générale de la diphthérite ? C'est ce que les faits ne nous permettent pas d'affirmer.

Il n'a aucune action spécifique contre certaines maladies, telles que la syphilis, contre laquelle on l'a longtemps employé.

Comme moyen topique, le chlorate se place à côté des

(1) Une expérience vient d'être faite dans le service de M. Blache pour constater l'action topique du chlorate. Un enfant de huit ans, atteint depuis un mois d'une stomatite couenneuse, a été traité par le chlorate, en solution concentrée (5/100) appliquée en collutoire six fois par jour. Au bout de trois jours, la muqueuse a commencé à se nettoyer ; en huit jours, les fausses membranes sont presque complétement tombées ; mais la guérison a marché moins rapidement que par l'administration du chlorate à l'intérieur. La muqueuse est restée rouge foncé après la chute des fausses membranes, le diamètre de la partie malade a diminué très lentement ; la guérison n'a été complète qu'au quinzième jour. Du reste j'ai retrouvé du chlorate dans l'urine, ce qui prouve qu'il y en a eu d'absorbé par la muqueuse buccale ou d'avalé par l'enfant.

irritants légers, du borate de soude, du sulfate de zinc, etc.; il favorise la cicatrisation des ulcères.

Comme moyen interne, il se rapproche des médicaments altérants. Ses analogues ne sont pas les carbonates alcalins, dont il diffère essentiellement par son action sur les urines; ce sont plutôt l'azotate de potasse et l'iodure de potassium, bien qu'il jouisse d'une activité moins grande.

Tels sont les résultats de notre étude consciencieuse. Sans doute bien des questions incidentes ne sont pas résolues, bien des expériences sont encore à tenter pour apprécier au juste le mode d'action et les indications thérapeutiques du chlorate de potasse. Nous espérons toutefois, par cet exposé des travaux publiés jusqu'à ce jour sur ce médicament trop peu connu, et par les résultats de nos propres observations physiologiques et cliniques, avoir réalisé un progrès que d'autres observateurs plus habiles sauront sans doute achever.

Nous faisons-nous illusion sur la valeur et l'utilité de ce médicament, et sommes-nous destinés à les voir, après une courte faveur, retomber dans l'oubli d'où viennent de le tirer les observateurs modernes?

Nous espérons qu'il n'en sera pas ainsi, parce que l'étude de ce médicament, débarrassée des théories hypothétiques qui l'avaient entraîné dans leur ruine, est entrée maintenant dans la voie de l'expérimentation positive.

APPENDICE.

Empoisonnement par le chlorate de potasse. Au moment de
mettre sous presse, le _Journal de chimie médicale_ de M. Chevallier, numéro d'avril 1856, p. 197, nous apporte un fait
d'empoisonnement par le chlorate de potasse, observé par
M. Lacombe, à Tulle (Corrèze). Un homme succomba à
l'ingestion d'un sel donné par un droguiste pour du sulfate
de magnésie, et qui fut reconnu être du chlorate de potasse;
ce sel avait été pris à la dose de 50 grammes. Malheureusement l'auteur ne nous donne aucun détail sur les circonstances de la mort, sur les symptômes qu'a éprouvés la
victime. Il suppose que ce sel a pu agir par superpurgation,
ce qui n'est nullement démontré par le fait, et ce qui est
tout à fait contraire à ce que nous avons observé nous-
mêmes, le chlorate n'ayant aucune action purgative à la dose
de 20 à 30 grammes. Tout le reste de l'article est consacré
à des considérations purement chimiques sur la recherche
toxicologique du chlorate. Après avoir reconnu la nécessité
d'opérer à froid, parce que le chlorate est réduit à l'ébullition par les corps neutres et non azotés de l'organisme (1),
M. Lacombe arrive comme nous à la réduction par l'acide
sulfureux; seulement, au lieu d'employer, comme nous, la
décoloration de l'indigo pour reconnaître le chlore mis en

---

(1) Je n'admets pas cette réduction. J'ai fait bouillir une solution de chlorate
avec de l'amidon, du sucre et de l'albumine, et je me suis assuré que le chlorate
n'était pas réduit. Il faut se rappeler que l'albumine produit dans les sels d'argent
un précipité très semblable au chlorure d'argent par son aspect et sa solubilité dans
l'ammoniaque; il en diffère en ce qu'il se dissout dans un excès d'albumine, ce qui
n'a pas lieu pour le chlorure d'argent.

liberté, il a recours à la précipitation d'un sel d'argent, moyen que nous avons proposé ci-dessus (page 12, note), comme procédé quantitatif, après avoir préalablement précipité, par un excès de sel d'argent, les chlorures contenus dans la liqueur. M. Lacombe emploie l'acétate d'argent, de préférence au nitrate, pour ne pas introduire dans la liqueur de l'acide nitrique, qui a des analogies trop nombreuses avec l'acide chlorique. Ce chimiste propose aussi la réduction du chlorate par l'acide sulfhydrique. Nous avions observé dans nos recherches que ce gaz, pas plus que le sulfhydrate d'ammoniaque, ne réduit le chlorate; mais M. Lacombe prétend que si cette réaction ne se produit pas dans une liqueur neutre ou alcaline, elle se produit bien dans une liqueur acidulée.

Pour vérifier le fait, j'ai fait passer un courant d'acide sulfhydrique dans des solutions de chlorate diversement acidulées. J'ai reconnu, au moyen de l'acide sulfureux et de l'indigo, et au moyen du nitrate d'argent, que cette réduction n'avait pas lieu quand la liqueur est acidulée avec un acide qui ne décompose pas le chlorate, comme l'acide acétique, même en grand excès; qu'elle n'a pas lieu non plus même avec l'acide sulfurique, quand on n'en met que quelques gouttes; quand on met un excès de cet acide, c'est lui qui décompose le chlorate, et l'acide sulfhydrique n'intervient que pour réduire l'acide chlorique mis en liberté, réduction qui s'opère d'ailleurs d'elle-même. L'acide sulfhydrique n'est donc pas un réactif des chlorates.

Quant à l'action toxique du chlorate de potasse, nous trouvons dans l'*Annuaire de thérapeutique* de M. Bouchardat, année 1836, des expériences faites par ce savant sur de petits poissons et sur des végétaux. Des solutions de chlorate à 1/10000 ne produisent pas d'effet nuisible sur les plantes et les végétaux, mais les uns et les autres périssent dans les vingt-quatre heures, quand la dose est portée à 1/100.

Suivant M. Bouchardat (*Annuaire de thérapeutique*, 1847, p. 241), tous les sels potassiques sont vénéneux : l'énergie relative des sels d'un même métal est en raison inverse du poids de l'équivalent du corps électro-négatif combiné avec ce métal, quand les propriétés physiologiques de ce principe électro-négatif sont latentes dans ces combinaisons, et quand les conditions de solubilité restent les mêmes. Ces expériences et cette théorie soulèvent plus d'une objection.

Le fait de M. Lacombe aurait plus de valeur pour démontrer l'action toxique du chlorate de potasse, s'il ne manquait pas absolument de détails sur les circonstances de la mort, et les phénomènes physiologiques produits par l'intoxication. Nous rappelons que M. Sée a donné jusqu'à 45 grammes de chlorate sans produire d'accidents.

Nous nous proposons de faire ultérieurement des expériences sur les animaux pour compléter ces études.

TABLE.

FIN DE LA TABLE.

Paris. — Imprimerie de L. Martinet, rue Mignon, 2.